シリーズ
ケアをひらく

誤作動する脳

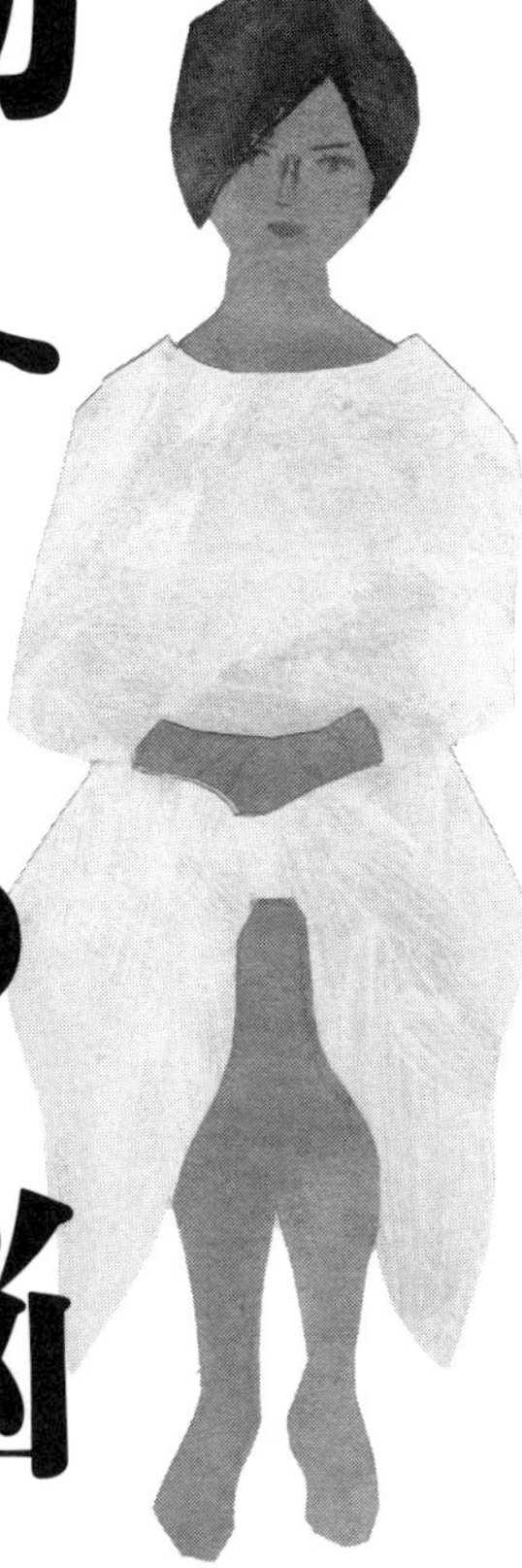

樋口直美

医学書院

装画　北住ユキ

ブックデザイン　加藤愛子（オフィスキントン）

はじめに

道に倒れていた白髪の女性と数時間お話ししたことがあります。

「大丈夫よ。転んだだけだから」と救急車を呼ぶことを断るので、行き先や自宅を尋ねると、「すぐ近くのはずよ。……どこだったかしら……すぐ近くのはずなんだけど」

一緒に助け起こした通りがかりの若い女性が、すぐ警察に電話をしました。

一人の警官が戸惑った顔で来て、しばらくあちこちと通信した結果、女性の家族と連絡がつきました。女性は以前にも警察に保護されているようでした。

家族が迎えに来るまでの長いあいだ、道の脇に横並びに座り込んで二人でゆっくりとおしゃべりをしていました。

知的な女性なので、若いころは何をされていたのかと尋ねると、

「私ね、東京オリンピックで通訳をしていたのよ」

女性は誇らしそうに、当時（一九六四年）の様子を語ってくれました。

最近になって、道がわからなくなったり、不思議なことが続いたそうです。

「なんだか私……、バカになってしまったみたい……」

娘さんに言われて、一緒に病院に行ったことを淡々と語りました。

「……ご病気だと……わかったんですか？」

女性は、口元だけで微笑みました。その横顔が、心に刺さりました。

「どんな……お気持ちだったんでしょう？」

聞くべきではないと思いながら、聞かずにいられなくなったのは、その横顔に以前の自分を見たからです。

女性は、私の目を見ました。

「あなたも、いつか私と同じ病気になったときに、わかるわ」

彼女にはついに伝えませんでしたが、私も同じ世界の住民で、かつて暗闇の底にいた仲間でした。

私は、レビー小体型認知症（レビー小体病の一つ）の診断を五〇歳で受けていました。

ところが、当事者として内側から観察してみると、この病気や「認知症」の症状は、本やサイトに書かれている説明とはずいぶん違っていたのです（それは脳の病気や障害全般で、長く続いてきたことだろうと今は思います）。そんな自分を観察した日記『私の脳で起こったこと』（ブックマン社、二〇一五年）を上梓したことをきっかけに、思いがけない世界が開けました。

五〇歳の終わりにレビー小体型認知症と診断されたときには、五年後の自分がどうなっているのか、まったく想像できませんでした。『私の脳で起こったこと』は、私が書く能力を失う前に社会に遺そうとした置き手紙でもありました。ところがどっこい、予想を裏切り、今日も私は書いています（病気の脳には、大変な作業ではあっても）。

そう。今の私は、たびたび誤作動する自分の脳とのつきあい方に精通し、ポンコツの身体を熟知して巧みに操り、困りごとには工夫を積み重ね、病前とは違う「新型の私」として善戦しているのです。

＊＊＊

本書『誤作動する脳』は、医学書院のウェブマガジン「かんかん！」で二年半にわたって書いた同名の連載に大きく加筆したものです。

そのあいだにも症状は変化しています。考えることも感じることも、時間とともに変わっていきますから、「今の私とは違うな」と感じる部分もあちこちにあります。でもそのときの私から、今、教えられることもあります。

連載中、私の症状は、高次脳機能障害や発達障害の当事者の方々から「自分とよく似ている」とたびたび言われました。統合失調症などの脳の病気とも共通点があります。今まで別物として切り分けられ、一緒に語られることはなかったこれらの病気と障害ですが、同じ「脳機能障害」なのですから、原因が病気や事故であれ加齢であれ、似ていないほうが不自然かもしれません。

私たちの脳の機能の障害は「見えない障害」なので、多種多様な困りごとも周囲から気づかれにくく、理解もされにくいものです。少々説明したくらいでは、私が困っていることは伝わりません。「そんな症状は初めて聞いた」と認知症専門医から言われて驚いたことも何度かあります。

私自身、自分にどういう障害があるかは、〝何かができなかったとき〟に初めて気づくことです。そのたびに驚き、「これは一体どういう仕組み!?」と考え、文献など調べ……まぁ、おもしろがってもいます。できなくなって初めて、脳が年中無休かつ無意識にしてきた仕事に気づき、感心したり、感動したりするのです。

みなさまにも、目の前の世界を違う形で認識する体験と不思議を一緒に楽しんでいただければ、とてもうれしく思います。

では、いざ、私の脳の中へ！

誤作動する脳　目次

Ⅲ

時間と空間にさまよう

VI 「うつ病」治療を生き延びる

〈レビー小体型認知症〉は、一九九六年に命名され、診断基準が発表された病気です（発見者は精神科医で横浜市立大学名誉教授の小阪憲司氏。一九七六年に初めて症例を報告した）。患者数はアルツハイマー型認知症に次いで多いという報告がありますが、症状が人によって多種多様なうえ、初期には記憶障害が目立たないこともあるため、違う病気に診断される患者が少なくないと言われています。

長年、「進行が早く、予後の悪い病気」と言われてきましたが、近年、早期発見されるようになり、薬剤過敏性に配慮した慎重な治療と適切なケアによって、よい状態を長く保つ方が増えてきていることが報告されています。

なお〈レビー小体病〉は、脳や全身の神経細胞内にレビー小体（α-シヌクレインなどのたんぱく質が集まった塊）が蓄積することによって発症する病気の総称で、認知症症状のない患者を含んでいます。

I

ある日突然、世界は変わった

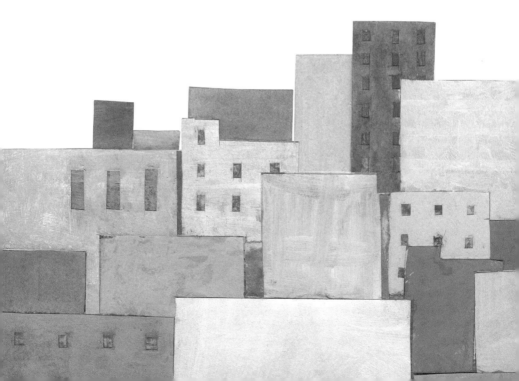

今はないあの甘美な匂い

「匂いがわからない」と言うと、いつもひどくびっくりされます。そしてその一瞬見開いた目の後には、必ず哀れみが少しだけ混じるのです。

嗅覚の障害をよくあらわす反応だなと、そのたびに思います。嗅覚についての困りごとは見ただけでは絶対にわからない。でもその障害の哀しさは想像しやすいのです。感情移入しやすい障害だと感じます。

匂いが、しあわせという感情と深く結びついた感覚だということに、嗅覚が低下してから気がつきました。

挽きたての豆で淹れるコーヒーの香り、ティーポットで丁寧に入れた紅茶の香り、炊飯器を開けたときに広がる炊きたてのご飯の香り、台所から漂うお味噌汁の香り……。

日常生活のなかに当たり前のように存在する香りはみな、しあわせ、安らぎ、ぬくもりと深く結びついています。でも、いま私は、空気のなかから香りだけが消えた世界に暮らしています。

好物の鰻の香りが……

自分の嗅覚障害に気づいたのは、レビー小体型認知症と診断された年、紅葉の名所として有名なお寺に家族で出掛けたときです。見事な紅葉に感動し、とても満たされた気持ちで賑やかな参道を歩いていたとき、夫が言いました。

「わぁ〜、たまらない匂いだなぁ！」

意味がわからずあたりを見回すと、鰻屋の店先にはコンロが出ていて、そこで蒲焼を焼いているのが見えました。近づくと、炭火に焼かれた鰻はタレを滴らせ、私の目の前でジュージューと音を立てていました。

私は、自分の嗅覚が完全に失われていることに初めて気がつきました。それはこんな感覚でしょうか。

――散歩の途中、線路にさしかかり、遮断機が下りたので立ち止まる。目の前には、警報機の二つの丸いランプがリズミカルに点滅している。そのとき突然、警告音がしないことに気づく！　すべての音が消えたなか、ランプだけが止まることなく交互に点滅している……

その瞬間、世界は変わってしまったのです。今まであった世界はすでになく、自分は違う世界に入ってしまったことを、突然、暴力的に自覚させられました。

アルツハイマー病の初期に嗅覚が低下しやすいことを私は知っていました。まず嗅覚が低下し、それに続いて記憶障害が始まるのだと読みました。嗅覚低下は、認知症が始まる合図なのだと（その後、レビー小体病に分類されるパーキンソン病、レビー小体型認知症では、さらに高い頻度で早期から嗅覚障害が起こることを知りました）。

そのころは恐怖だった幻視も減り、深刻だった体調不良も改善していました。私は診断後、初めて希望を持ちはじめていました。医学書には「若年性レビー小体型認知症は進行が早い。予後は悪く、余命は短い」と書いてあるけれど、私は例外になれるかもしれない……。そんなふうに思えるようになり、長く続いた絶望を抜けて、明るさを取り戻しはじめたころでした。

しかし、何の匂いもなく、ただおいしそうな音と煙を上げている鰻は、その灯火を一瞬で吹き消してしまいました。よりによって、いちばんの好物で、特別な思い出のたくさんある鰻が……。

「性格が変わる」の残酷さ

――問題ないと思っていた記憶力も近い将来失うだろう。判断力も失う。次に何を失うのだろう。いま振り返ればその衝撃とストレスからか、しばらくのあいだ味覚もほとんどわからなくなりました。何を食べても味がよくわからず、食感も変わり、どんなものもまずく感じました。

それでも私は主婦ですから、料理を毎日つくるという生活は変わりません。匂いがわからなくなったこと、味もよくわからないことは、夫にも当時同居していた子どもにも言いませんでした。それだけ私は、嗅覚と味覚を失ったことを深刻なことと受け止めていました。

理由はわかりませんが、いちばん困ったのは味噌汁でした。

夫の好物で毎日必ずつくります。これまでのように勘でつくることはできるのですが、味見をしてみても味らしい味はしません。味噌が足りているのか足りないのか、だしが利いているのか利いていないのか、まったくわかりませんでした。

一度失われた嗅覚や味覚が回復するとは思えませんでした。どんな味がするのかもわからない料理を夫や子どもに毎日出し続けることで、私は追いつめられていました。

いま考えれば、家族に説明し、宅配食事サービスを利用するなど対策を考えればいいだけのことと思います。でもそのときは「もう私はダメかもしれない。どうすればいいのかわからない」と思っていましたから、正常な精神状態とは言えません。

ある日夫が味噌汁を一口飲んで「おいしくない」と言った途端に、「じゃあ自分でつくってよ！」と怒鳴っていました。

夫に対して突然怒鳴ったのは、それが初めてかもしれません。夫も、見たことのない私の反応に戸惑っていました。

しかしそれは、怒りではまったくありません。ただ悲しみでした。歯を食いしばって持ちこたえてきたものが、支えきれずに崩れてしまったのです。

その少しあとで、まったく同じ場面を、ネット上の若年性認知症の説明のなかに見つけました。

そこにはこう書かれていました。

《若年性認知症になると性格まで変わり、短気になる。突然、意味もなく怒り出すことがある》

そして家族の証言としてわが家と同じ状況が記され、私が発したのと同じセリフが書かれていました。「認知症」というラベルが付くと、何を言っても何をしても、すべて「認知症」の症状だと人からは見られるのだと知りました。

言われたくない言葉

嗅覚が突然低下したのか、徐々に低下したことに気づかなかっただけなのか、私にはよくわかりません。ただ振り返ってみると、よく使っていたアロマオイルの匂いが、ある日突然わからなくなったことがありました。

私は四十代から睡眠障害があり、睡眠導入剤を断続的に使っていました。しかし、あるときから急に効かなくなり、長時間頭に違和感が残るだけなので完全にやめました。それでも眠るためのあらゆる努力はしていて、なかでもアロマオイルは効果を感じてよく使っていました。

それがある日、匂いを感じなかったのです。でも自分に異常があるとは思わず、アロマオイルが何かの理由で変質し、芳香を失ったのだと思いました。ちょうど睡眠障害もあまり気にならなくなっていたので、そのまま使わなくなりました。

匂いがよくわからないと言っても、鼻をくっつけて嗅げば、それが何であるかはわかります。これは醤油、これは酢と。ただ少し離すとわかりません。

友人と食事をしていたとき、「あぁ、この柚子の香りがいいね〜」と言われて、自分が食べている料理のなかに柚子が入っていることを知りました。

「匂いがわからないと味もわからないでしょう?」といろいろな方から言われます。

これはあまり言われたくない言葉です。「私だって、おいしいものはちゃんとおいしいとわかるぞ!」と思っているからです。ただ、その味覚の鋭さがどのくらいかと考え、以前の自分と比べると……やはりうつむいてしまいそうになります。

料理は鼻でつくる

私は以前、かなり敏感な舌をもっていたと思います。料理も好きで、レストランでおいしいものを食べると、それを自宅で再現しようとしたりしました。調味料は何だろう、隠し味は何だろうと、味からレシピを想像しました。

それはもう不可能になりました。二度とできないと諦めています。料理自体、好きではなくなりました。つくっていて何の楽しさも喜びもありません。料理は鼻でつくるのだと、嗅覚が低下してからわかりました。

フライパンに胡麻油をひき、刻んだネギとニンニクを入れたときの香り。そこに入れた肉が刻々と焼けていく香り。調味料を入れ、最高の香りが立ちのぼった瞬間「あぁ、できた。完璧だ!」と思う達成感、満足感、幸福感……。味見をしなくても、それがおいしい料理だということは、匂いでわかるのです。

いま料理をしていて、香りがすることはありません。肉や魚が焼けたかどうかは、半分に切って色で判断しています。煮物も色で判断します。好きだったスープはつくらなくなりました。さまざまなハーブの葉やスパイスを使ったスープです。今は胡椒くらいしか使いません。

匂いがしないことは、もう当たり前になっています。人間はなんでも慣れるのです。でもあるとき、ふとフライパンのなかの料理を見ながら、「以前は、ここに匂いというものがあったんだ」と思ったら、激しい喪失感に襲われました。

ワインの香り、花の香り、そしてりんごの香り！

でも、そんなことは考えないほうがいいのです。考えなければ、ないものを意識することは滅多にないからです。

私は嗅覚低下を、ひとりでいるときに意識することはほとんどありません。香りの存在は、「わ〜、いい匂い！」という人の言葉で初めて気がつきます。友人から贈られた紅茶を淹れた部屋に入ってきた夫がそう言ったとき初めて、私の世界には存在しない芳香の存在に気づくのです。

そんなときはいつも驚き、そして少し寂しいと感じます。しあわせな感情を共有することができないからです。

あるとき、家族におめでたいことがあり、ふだんは行かないレストランに全員で行き、ふだんは注文しないワインも奮発しました。

料理が運ばれてきたとき、家族は「わ〜、いい匂いだ！」と声を上げ、ワインがグラスに注がれたときは「やっぱり、いいワインは香りが違うね」と言いました。私は黙って笑っていました。ほかにできることはありませんでした。ただひとり匂いがわからないことが、これほど孤独なことかとそのとき思いました。

そのころは今と違い、病気の進行につねにおびえてもいました。嗅覚障害を意識することは、進行を意識することでもありました。家族がいちばんしあわせな瞬間に、私は将来そのしあわせを壊す存在になるであろう自分を、呪われた者として意識していたのです。

コーヒーの匂いがしないことにも、料理の匂いがしないことにもすっかり慣れた最近ですが、花の香りがしないことにだけには何年経っても慣れません。

ふと道端に沈丁花《じんちょうげ》を見つけたとき、金木犀《きんもくせい》や蠟梅《ろうばい》の花を見たとき、そこに香りがないことにいつも軽いショックを受けます。一昨年、鼻を近づければわかった香りが、去年は鼻をいくらくっつけてもわからなかったときなどはなおさらでした。

ＳＮＳでは多くの人が、花の写真とともに、よい香りを嗅ぐしあわせを綴っていました。私はそのとき初めて、風景の美しさを聞く視覚障害者、音楽の素晴らしさを読む聴覚障害者の気持ちを想像しました。

だからといって、傷つくわけではなく、気分を害するわけでもないのです。ただ「あぁ、私の感じられないことをみんなは感じ、そのよろこびを共有しているんだなぁ……」と思うだけです。正直にいえば、少し寂しい。でも寂しさは、ついて回るものです。

この嗅覚障害には不規則な波があります。ふいに香りがするときがあるのです。

ある日、青森からりんごが一箱届きました。その箱を開けた瞬間、りんごのよい香りを感じました。その驚き。

「りんごの匂いだ！」と叫びたくなる興奮。

匂いがわかること、そのことの喜び。

「そう、りんごってこんな匂いだったんだ！　こんなにもいい匂いなんだ。匂いがわかるってこんなにしあわせなことなんだ……」

一人で胸がいっぱいになっていました。

本物？ 偽物？ どちらでもいい！

私には、一時期頻繁に幻臭がありました。嗅覚障害に気づいた時期の前後です。腐った魚の匂いなど、ほとんどが強烈な悪臭でした。

電車に乗っているとき、隣に部活帰りと思われる男子中学生が座りました。その汗臭さは強烈で、「この子は、このジャージをいったい何日洗濯していないのか⁉」と思いました。席を移りたくても満席で、私は気分が悪くなりそうななか、必死で耐えていました。

遠くの席が空いたとき、私は小走りになって、そこに移りました。「あぁ、やっと逃れられた」と思った瞬間に、あの中学生と同じ悪臭が、隣の背広の男性からしてきたのです。そこで初めて幻臭だったと気づきましたが幻臭は消えませんでした。

その後、何度か同じことが続きました。そんなときは、持ち歩いていたアロマオイルをハンカチに滴《た》らして、鼻に当てて耐えました。すると私の鼻でもアロマオイルの香りを感じ、強烈な悪臭に耐えることができました。

りんごの匂いに興奮したように、香りを突然感じたときは、とても大きな驚きとよろこびがあります。でも同時に、「これは幻臭？　本物？」とつねに疑います。

コーヒーショップに入ってコーヒーの香りがしたとき、目の前のワイングラスからワインの芳香が漂ってきたとき、これは何だろうかと真剣に考えるのです。

なぜ私の嗅覚に波があるのかは知りません。何人もの医師に質問しましたが、「わからない」と言われました。

でも本物でも幻臭でも、どちらでもいいんです。

匂いの存在する世界は、私にはとても贅沢で、艶やかで、幸福感に満ちたものです。

本物だろうが、偽物だろうが、香りを感じられたとき、私は、恋人に抱きしめられた若い女性のようにうっとりとするのです。

夜目遠目も脳の内

毎年めぐってくる金木犀の季節。あの花を香りではなく目で見つけるたびに感じる軽い衝撃と寂しさは、何年経っても変わりがありません。

認知症と嗅覚障害に関連があることは知られてきましたが、五感のすべてに異常が起こることは、医療者にもあまり知られていません。取材を受けても、幻視の話で時間切れになり、人に話す機会もないままでした。

五感の異常は突然出たり消えたりしますが、つねに苦手なのは、明るさの変化です。自律神経障害のために瞳孔の調節がうまくいかないという説明を読んだことがあります。動画を映していた部屋の照明がついたときや、夜に店に入ったときなど、光が目から脳に突き刺さるように感じます。頭痛とは違うのですが、拷問です。この苦痛は、病気をする前には経験したことがありませんでした。

明るい店の中で、目をおおって逃げるように移動する姿は、警官がいれば、呼び止められそうです。夜間であろうが、つばの広い帽子をかぶっていればよかったとか、サングラスを持ってくればよかったとか、そのときには真面目に後悔するのですが、突然明るくなるという場面は日常生活のなかでは少ないので、ついつい油断してまた痛い目にあうのです。

『風立ちぬ』が痛い

宮崎駿監督の『風立ちぬ』を映画館で観ていたとき、闇から光に出るシーンで「ギャッ！」っと叫んで、周囲のひんしゅくを買いました。目は潰れるかと思い、脳にも衝撃を受け、加えて恥ずかしさと申し訳なさと情けなさで、映画を観るどころではなくなりました。「私は、好きな映画すら観られないのか。私の行動範囲は狭くなる一方なのか」と思うと涙が出てきましたが、まわりもみんな泣いていたので同化していました。

それ以来、映画館で映画を観るのをためらいます。テレビでは、てんかん発作予防のために点滅シーンの前に警告が出るようになりました。映画館でも急に明るくなる前に警告を出してくれたらいいのにと真剣に思っています。白内障でもまぶしくなると聞きましたし、さまざまな病気や障害で明るさに適応できない人は、きっと少なくないでしょう。

夜の照明はまぶしいので、自宅は欧米の家のように薄暗くしています。テレビの光も目に刺さる感じがあり、夜はサングラスをして観ていましたが、今はほとんど観なくなりました。

夜の車の助手席でもサングラスは必需品です。車のライト、信号機の光などＬＥＤの光はレーザー光線のようです。目の前の車のブレーキランプも直視できず、目をつぶっているしかありません。

まぶしさなどの目の不具合は、心身の疲れやストレスで一気に悪化します（ストレスは、自律神経に作用して瞳孔を開かせるそうです）。聴覚、味覚、触覚などの五感の異常も同じです。

一日の疲れが溜まり、五感の異常や体調不良を起こしやすい夜には、ほとんど外出しなくなりました。病気をする前は大好きだった賑やかな宴会も脳に響くようになりました。

五感の異常は「生命に関わるわけではない」と、医師も気に留めません。でも、人と楽しく交流する機会が制限されますから、ＱＯＬ（クオリティ・オブ・ライフ）への影響は想像以上に大きいのです。「生活の質」ではなく「人生の質」を変えられてしまいますから。

夜、文字が見えないのは……

パソコンは明るさを調整できるので、ギリギリまで照度を下げています。でも暗い所で視力がひどく落ちる症状もあり、夜は、文字がとても見にくくなります。そのままディスプレイを見続けていると、やがて字はかすんで消えます。青色は特に見にくく、昼間読めた青字の文章が、夜は読めないことを不思議に思っていました。

青色が見えなくなることも、暗い場所での視力低下と同様に、レビー小体病特有の症状と医師から聞いたときは驚き、「目まで壊れていくのか」とぞっとしました。その後、老化によって最初に見えにくくなる色が青色と知り、びっくりしました。なんのことはない。私は目が高齢者なのです。レビー小体（レビー小体病の原因とされているたんぱく質の塊）は、最新型秘密兵器と複雑な作戦で私の目を破壊しているわけではなく、単に目をおばあさんにしただけなのです。

だから私は「目の障害」などとは考えずに、単に七十代、八十代の目を先取りして体験させてもらっているんだと思うようになりました。薄暗いレストランでメニューがまったく読めない私を不思議そうに眺めている若いウェイターの男性も、あと四〇～五〇年したらちゃんと同じ体験ができます。

そうです。高齢者がマジョリティとなる近未来には、店の照明、道路の明かり、階段、電車の優先席、駅の券売機、ＡＴＭと、どれもこれもが高齢者仕様となり、これから病気になる人たちは、全員その恩恵にあずかれることでしょう。

乗っ取られる耳

私にはさまざまな幻覚があります。長いあいだ悩み苦しめられたのは幻視です。視覚の問題と比べると、聴覚の問題で悩んだ記憶はあまりありませんが、街でふいに音が襲いかかってくるときはつらいです。それは突然殴られる体の痛みに似ています。でも幻視のように、消えた後もずっと心に重くのしかかったことはありません。「ガツン。ギャ〜」で終わります。

音楽や音の幻聴は今もありますが、幻視と同様のリアルさがあっても脅威にはなりません。音のする不思議な石を見つけたら宝物を見つけたと小躍りしそうですが、もしその石から人の声がしたり人の顔が浮かんだら血の気が引くと思います。人は、ほかのどんなものよりも、「人ならざる人」を本能的に怖がるのだなと思います。

老人性難聴？

幻視が三十代終わりから始まっていたように、聴覚の異変も四十代初めには感じていました。レビー小体型認知症と診断される一〇年ほど前です。忘年会などの賑やかな飲み会で、目の前の人が私に話しかける声がまったく聞き取れないということが何度かありました。自分でもびっくりしましたが、相手はさらに困惑し、気まずい雰囲気になりました。

家でも皿洗いの最中など音のあるなかでは聞き返すことが多く、家族から「おかしい」と言われ、受診しようと決めました。老人性難聴が早くから始まった親戚のことが頭をよぎりました。

聴覚検査の結果は、「若干の左右差があるが、生活に影響が出るほどではない」でした。聴覚検査室のように静まりかえった環境であれば、生活のなかでも問題はないのです。

じゃあ、どうしたらこの問題が解決できるんだろうかと途方に暮れたことを覚えています。人間関係の要であるコミュニケーションにつまずくと、それがどんなに些細なものであってもストレスとなり、孤独を感じやすいとそのとき思いました。

診断前には、こんなこともありました。

実家で父と話していたときです。音楽を流しながらゆっくり走る廃品回収車が通りました。うるさい音だなと思った瞬間、脳がその音楽に乗っ取られてしまったのです。飢えた犬の前にポンと骨を放ったらどんな命令も忘れて骨に突進するように、私の脳は私の意志を無視して、その呑気な音楽に食らいついたのです。やめたいと思ってもやめられず、自分の思考はシャットダウンされ、会話不能状態に陥りました。

きょとんとする父に何か言いたいと思ったのですが、頭の中には音楽しかなく、言葉は何も出てきませんでした。自分でも何が起きたのか理解できなかったのですが、車が遠ざかると何事もなかったかのように元に戻りました。

失敗を認めない訳

情報の選択に失敗する「注意障害」という言葉を当時の私は知りませんでした。たくさんの音のなかから自分に必要なものだけを正しく拾うという作業に脳が失敗していたのだと気づいたのは、自分の病気を知ってからでした。

医学書には「レビー小体型認知症では記憶障害よりも注意障害が目立つ」とありますが、それが生活のなかでどんなヘンな現象を引き起こすかは書いてありません。体験している本人ですら具体像がつかめず、「この失敗の原因は注意障害だ」とは気づけません。自分自身のことでありながら、「なんだかおかしいな」「不思議なことが続くな」と他人事のようにやり過ごしていた時期が、私にも一〇年近くありました。

その間、なぜそうなったのか自分にもわからないことが、聴覚に限らずよく起こりました。そんなときは「狐にだまされている」という昔話の言葉がいちばんしっくりきます。私の考えや気持ちを無視して、私の体が勝手にヘマをやらかすのです。

認知症のある方が、失敗を頑として認めないという話を聞くことがあります。自分に問題や責任があると思えない気持ちは、よくわかります。自分の意志でしたことではないのですから。

音源をたどっていくと……

疲れたときや脳の調子が悪いときに出やすい音への過敏性は、その後、徐々に起こってきました。今も用事で出掛けるとき、最寄り駅のホームでアナウンスが耳に刺さると感じて脳の不調を自覚することがあります（耳鳴りは毎日のことなので、不調にカウントされません）。そんな日は用事は最小限にして一目散に帰宅します。脳の不調に疲れが重なれば困ったことになるからです。

出掛けるときは元気でも、安心はできません。長いシンポジウムも友人たちとの集まりも、たいてい途中で抜けて帰ります。残念だな、最後までいられたらなと毎回思いますが、自力で自宅に帰り着くためには余力を残しておかなければいけません。

ただ注意障害の一種なのか、脳の不調や疲労を自覚していないときでも、音が大きく聞こえるときがあります。

自宅に一人でいて、ふいに聞き慣れない音がするので、いったい何だろうと思って音源をたどっていくと、壁掛け時計の下に来ました。まさかと思って壁から時計を外して耳に当ててみると、たしかにこの音。ふだんは存在に気づくことすらない秒針の音です。

そんな聴力があれば、隣の家の話し声から何から、すべての音が聞こえそうですが、なぜか一つの音だけが唐突に大きく聞こえはじめます。音源がわかれば気にならなくなり、延々と煩わされることはありません。

外出先では、店の空調の音がふいに轟音に聞こえるときがあります。壊れて異常な音がしているのかと思うのですが、周囲の人は何も反応していないので、自分の聞こえ方がおかしいのだと気づきます。

「脳の不調」は疾患を超える

知覚の過敏性については、ＮＨＫの発達障害キャンペーンやネット上でも「発達障害のある人が体験している世界」として目にすることが増えました。体験の再現映像などを観ると、脳が不調で過敏になっているときの自分と似ているなと思います。これがつねに起こったら外出が怖くなるはずです。

自分では数あるヘンな出来事の一つとして受け流していたことが、一般的には深刻な症状だったと偶然知ったことがあります。音源の方向や時間がずれる現象です。

目の前のスマホの着信音が背中のほうから聞こえてくる。観ているテレビの音が右隣の台所から聞こえてくる。テレビでしゃべっている人の口の動きと声がズレている……ということが以前からありました。しかし「不思議なこと」にはもう慣れっこです。脳が音の情報処理を誤るとこんなことも起こるんだなと思っただけで、気にも留めませんでした。

小田嶋隆『上を向いてアルコール』（ミシマ社）のなかで、病気を初めて自覚して病院に急行したきっかけが「テレビの人の声が時間差で後ろからふたたび聞こえる」という症状だったと書かれていました。私の症状はアルコール依存症とも似ているのかと、ちょっとびっくりしました。しかし考えてみれば、原因がなんであれ、脳が傷ついた結果として出た症状なのですから、似ていても不思議はありません。

私のさまざまな症状は、認知症の本を読んでも理解できません。しかし高次脳機能障害や発達障害などの当事者が自分の症状を書いた本を読むと、共通点が次々と現れ、一つひとつ腑に落ちていくのです。

自分の病いに気づき、理解すれば、その症状を体験していくなかで、対応策も見えてきます。以前とは違う自分の体を観察し、いろいろ試していけば、初めて一輪車に挑戦するときのように、失敗を繰り返しながらも扱いはうまくなっていきます。ヨロヨロしていても大丈夫、ちゃんと進んでいけるのです。

五感という名のメッセージ

幼いころは、自然のなかで育ちました。

毎日虫や生き物を素手で捕まえ、夕焼けに見とれ、季節が変わったことを匂いで感じました。ある日、大きな虹がかかり、私は地面から生えている七色の柱の根元を見てみたいと思って、全力で駆けて行きました。

虹はなぜ徐々に薄くなって消えてしまうのか、月はなぜどこまでも私を追いかけてくるのか、川の水はなぜあんなふうに動き、キラキラ光るのか……。

小さな私の世界には、たくさんの謎が散りばめられていました。そのときの光や音や匂いは、もう蘇ることはないのですが、その記憶は、今も私をしあわせな気持ちにします。

五感は、思考とはまったく違う世界から深いよろこびを運んできてくれます。でもその感覚が狂いはじめたとき、五感もまた脳の働きだと実感するようになりました。

やっと浸かった温泉は……

ある年の大型連休明けは、六〇〇〇字の原稿の締め切り日でした。脳の疲れから異様な頭痛を感じながらも毎日書き続け、締め切りに間に合わせました。原稿を送信した後、炎症で腫れたように感じる脳をメンテナンスするべく温泉に向かいました。

講演などで脳を最速回転させた直後に必ず起こる頭痛も、全身にからまりつくような疲労感も、温泉に浸かれば治ることを私は見つけてしまったのです。長年にわたり私を突然襲う疲労感は、筋肉ではなく、脳が原因だと実感しています。脳の血流をよくすれば、灰色の雲がぎゅうぎゅうに詰まったような体も頭も一気に晴れわたり、正常に快適に動き出します。

頭の働かない私を迎えてくれたのは、広々とした露天風呂。見上げれば五月晴れ。湯船に身を沈め、いつもの「は〜」という吐息が……出ません。

——何、これ。

心地よくないのです。

——水質に問題がある？

嗅覚障害のために匂いがわからないけれども、カルキか化学薬品でも大量に入り込んだのか。そうとっさに考え、周囲を見回すと、だれもがうっとりとお湯に浸かっています。同じお湯のなかで、私は一人、寝汗で濡れたパジャマを着ているような不快さを感じていました。

体がお湯の温度になじめば変わるのかと、しばらく浸かっていましたが、体への負担だけを感じて、湯船を出ました。しばらくは詐欺にあったような気分でしたが、問題は、お湯ではなく私の脳にあるということは想像できました。

認知症の人がお風呂を嫌がる理由

お風呂が気持ちよくなかった経験は、以前にも一度あったのです。

ある冬の日、自宅の湯船のなかで寒さを感じました。直前に入った家族は火照った顔で出てきましたし、湯温が四一度に保たれていることは浴室のパネルが示しています。

――おかしい。

湯船のなかに座って、私は、感じられるはずの温かさを感じようとしました。でも不快な冷たさしか感じず、震えながらそのまま風呂場を出ました。診断される前で原因はわかりませんでしたが、不安を覚えました。

五〇歳でレビー小体型認知症と診断される前後の五年ほどのあいだ、私はひどい冷え性に悩まされていました。冬は何枚着ても、体中にカイロを張り付けても、つねに寒く、つらいと感じていました。八月でも「風が寒い」と花火大会から帰ったことがあります。冷房をしていないのに足や腕の冷えで夜中に目覚め、夏の電車も新幹線も店のなかも寒さに耐えられず、防寒着を何種類も持ち歩いていました。

たしかに体温も低く、体中がいつも冷たかったのですが、治療と努力で改善した今振り返ると、感覚（脳）の異常だったと感じます。

「認知症の人が、お風呂を嫌がる」とよく聞きますが、理由の一つに、感覚の異常もあるのかもしれないと思います。「適温なんだから寒いわけがない。お風呂は気持ちよいものだ」は、健康な人間の理屈です。病気の人には、入浴が「不快でつらい体験」として脳に刻まれ、以後、拒否感を抱いたとしても不思議ではありません。一度でも牡蠣《かき》で当たった人が、二度と牡蠣を食べなくなってしまうように。

目でも耳でも鼻でもなく、「脳」の誤作動

私が体験した感覚の異常は、ほかにもさまざまあります。味覚を感じない、味が変わる、音源の方向がわからない、音が大きく聞こえる、幻の痛みや熱さを感じる、起こっていない地震を感じる、布団のなかで床が傾いていると感じる……。

自分の病気を知らなかったころは、目に異常を感じれば目に、耳に異常を感じれば耳に問題があるのだと考えました。今は、どんな不思議なことが起こっても脳から来ているのだろうと思い、不安にはなりません。「原因不明」は不安の種ですが、原因がわかれば落ち着きます。

そして、脳を蝕む最大の敵はストレスだと体験から思い知った今は、「ストレスの原因から逃げる」という対応ができるようになりました。そのために人からどう思われ、何を言われようとも、

自分の体（脳）を優先するのです。病気になるまで、私にはそれがどうしてもできませんでした。

「あなたは選ばれて病気になった」と人から言われることがあります。それで傷つくことはありませんが、うれしいと思ったこともありません。ただ「病気にならなければ、変われなかった」という事実とその意味は、今も考え続けています。

ブルース・リー主演の映画『燃えよドラゴン』に「考えるな。感じろ」というセリフがありました。五感は、自分の思考力では気づくことのできない脳（ひいては全身）の不調を誰よりも早く知らせてくれます。私たちは、感じ、それに応えなければいけないのです。自分や家族や仲間や社会が病んでしまう前に。

見えない毒が忍び寄る

この病気によって徐々に始まった過敏性は、薬と光と音にとどまりません。飲食店にいるとき、ふいに頭にズキンと痛みが走り、気分の悪さに襲われることがあります。匂いはしないのですが、タバコの煙が原因だと今はすぐにわかるようになりました。あたりを見ると、白い煙の筋が見えます。遠くから漂ってくる煙ですらそうですから、白く煙る喫煙ルームはガス室にしか見えません。

建材、洗剤、入浴剤も

嗅覚が低下すると、生き物としての防衛本能が機能せず、危険な目にたびたび遭います。新しく開店した一〇〇円ショップに入ったとき、違和感を抱きました。そのまま店内を進むと気分の悪さを感じはじめ、そのうち頭痛とともに息が苦しくなってきて、あわてて外に飛び出しました。新しい建材に含まれる有毒な化学物質のせいなのだろうと考えましたが、それまでは体験したことがなく、匂いもわからなかったのでびっくりしました。

疲れるので年末の大掃除をしなくなり、初めて換気扇の掃除を業者に頼んだときも同じでした。作業員は衣装ケースのような箱に薬品を大量に注ぎ、そこに油汚れのひどい換気扇カバーや換気扇を浸けます。見たことのない道具や掃除方法をおもしろいと思い、近くで作業を観察しているうちに、急に頭痛と吐き気に襲われました。

車の排気ガス、驚くほど少量で洗濯できる高濃度洗剤、老いた親が倍量入れた入浴剤でも突然気分が悪くなりました。怖いのは、頭痛や吐き気が起こるまで、その毒性に気づけないことです。嗅覚が敏感だった以前であれば、微かな匂いでも危険を察知して、その場から逃げて身を守ることができたはずです。

匂いがわからないということは、何かが焼け焦げていても気づかず、冷蔵庫の中で何かが腐っていてもわからないということです。食品が傷んでいても口に入れるまでわかりません。野生動物であれば、生存能力が著しく落ちた状態だなぁとしみじみ思います。

満員電車、乗れない原因は……

診断前後から満員電車に乗ると具合が悪くなり、ラッシュ時には電車に乗れなくなりました。とはいっても、首都圏を移動するのに、ある程度混んだ電車は避けられません。以前は耐えられた人の多い電車が、年々つらくなってきたと感じます。

人が多い電車の車内は、乗った瞬間に空気の感触が違うとわかります。それが何から起こる違いなのかはわからないのですが、何十分も乗っていると呼吸が徐々に浅くなり、電車を降りたいと感じはじめます。

つねにではないのですが、頭痛がしたり、気持ちが悪くなることもあります。大きな駅で電車の扉が開き、乗客がいっせいになだれ出たとき、水上にプハッと顔を出したように「息ができる！」と感じたことがあります。

あの得体の知れない息苦しさはなんだろうと思っていました。すると、化学物質に過敏性のある友人が言ったのです。「電車に乗っている人の防臭柔軟剤の匂いでも気持ちが悪くなる」と。

防臭柔軟剤や制汗剤、整髪剤など、多くの人が化学物質を身にまとって電車に乗っているため、その匂いと刺激がきつすぎて、電車に乗れないと言うのです。人にもよかれと思って使っている防臭柔軟剤のために電車に乗れない人がいるということを私は知りませんでした。そして私の息苦しさの原因は、自律神経症状で突然下がる血圧のせいではなく、化学物質のせいだったのかもしれないと気づきました。

何でも毒になってしまう害は、若いころから好きで日常的に飲んでいたお酒にも及びました。一口のビールでも頭痛がするようになって、診断後何年間か断酒をしていました。

でもある日、おいしそうにお酒を飲む人たちを見ながら、飲めなくなった自分につくづく嫌気がさしました。

「以前はあんなふうにおいしく楽しく飲めていたのになぁ……。一生お酒が飲めないって寂しすぎるだろ……」

それで、思い切ってビールをゴクンと飲んでみて、頭痛がしないことに気づいたのです。飲めるといえるような量ではないのですが、以来、ふたたびお酒を楽しめるようになったことは、思いがけないプレゼントで、踊り出したくなるほどうれしかったです。

飲める量は日によって違い、コップ半杯のビールやおちょこ二杯の日本酒で頭痛がする日もあるので、慎重にちびちびと飲みます。それでも楽しくおいしく人とお酒が飲めることは、どんなに少量ではあってもしあわせです。

長靴下にハイネック

弱くなったといえば、お酒だけでなく皮膚も刺激に弱くなりました。加齢によるものなのかはよくわかりません。肌着の縫い目が当たる部分が赤くかぶれたり、夏には靴下の足首の部分がかぶれてびっくりしました。肌着はまだ選択肢があるのですが、靴下に選択肢はありません。内側にガーゼを入れてみたり、ぐいぐい引っ張って、ゴムの部分を劣化させてみたり、夏中いろいろ実験しました。涼しくなるとかぶれなくなったので、汗が原因だったのかもしれません。

「靴下なんてやめればいい」と言われそうですが、つねに足が冷える私に、靴下は必需品です。夏、気温が上がれば上がるほど店の中、電車の中は寒すぎて、靴下なしではいられません。

足首までおおう靴下を履くので、ヒールのある靴はまったく履かなくなりました。足首の出る女性らしい服（スカートや短めのパンツ）も着られません。これはなかなかに大きな制約です。

加えて首も冷えやすく、冷えると具合が悪くなるので、夏以外の時期はハイネックを着るか、首に何かをグルグル巻きつけるかの二択しかありません。おばあさんのようにどこまでも機能第一で、流行とも縁遠く、いつも同じ安い服ばかり着ています。足首の出る素敵な服で颯爽と歩く女性を見ると、何でも好きなものを着られる自由に憧れます。

ところが、人前で話すときにはベレー帽などかぶっているせいか、「おしゃれですね」と言われるときがたまにあり、あまりの違和感に身の置き所を失ってしまいます。季節や天気や気温の変化まで考えて服を選ぶことを面倒でやっかいだと思う気持ちは、年々強まるばかりです。

私の家の座敷童子

その日も私は、いつものように一人で居間にいました。家族は仕事や学校に出掛けています。突然、隣室からガサガサという物音。驚いて扉を見つめると、中からは、せわしなく引き出しを開けたり、物を動かし続ける音が……。

——誰かいる！　何か探している！

しかし、泥棒であれば、隣の部屋にいる私の存在を知らないはずはありません。窓をこじ開けて侵入した物音もありませんでした。あんなに大きな物音を立て続けているのも変です。もしかして……。

おそるおそる少しだけ開いた扉から見る部屋には、人影も物色された跡もなく、物音はすでに消えていました。これは診断されたころに何度か経験した幻聴です。

その少し前には、こんなこともありました。

昼食後、ダイニングテーブルについたまま一人で座っていると、私のすぐ後ろをすーっと人が通り過ぎました。姿を見てはいないので、気配なのですが、気のせいなどという曖昧なものではなく、たしかに誰かが私の真後ろを通ったと断言できる生々しい感覚です。椅子から飛び上がるように後ろを振り向き、私以外誰もいない部屋でひとり凍りついていました。

これは診断される前のことで、それがレビー小体型認知症の症状の一つ（実体的意識性）であることは、まだ知りませんでした。どちらも精神状態に問題はなく、当時頻繁に起きていた頭がもうろうとする状態でもなく、ありふれた日常のなかで突然起こったことです。

「神」を発見する人か、異常者か

柳田國男の『遠野物語』（岩手県遠野地方に伝わる逸話・伝承集）を読んだとき、座敷童子の記述は私の症状と似ていると思いました。

> 旧家にはザシキワラシという神の住みたもう家少なからず。この神は多くは十二三ばかりの童児なり。折々人に姿を見することあり。土淵村大字飯豊《いいで》の今淵勘十郎《いまぶちかんじゅうろう》という人の家にては、近きころ高等女学校にいる娘の休暇にて帰りてありしが、ある日廊下にてはたとザシキワラシに行き逢い大いに驚きしことあり。これはまさしく男の児なりき。同じ村山口なる佐々木氏にては、母人ひとり縫物しておりしに、次の間にて紙のがさがさという音あり。この室は家の主人の部屋にて、その時は東京に行き不在の折なれば、怪しと思いて板戸を開き見るに何の影もな

し。暫時《しばらく》の間坐りておればやがてまたしきりに鼻を鳴らす音あり。さては座敷ワラシなりけりと思えり。この家にも座敷ワラシ住めりということ、久しき以前よりの沙汰《さた》なりき。この神の宿りたもう家は富貴自在なりということなり。［遠野物語一七］（柳田國男全集4、ちくま文庫）

私はこれを読んで「自分のことのようだ」と拙著に記しました（『私の脳で起こったこと』二〇〇頁）。その後、『遠野物語』に書かれた座敷童子の証言を分析して、「レビー小体型認知症の症状との類似点が多い」と結論づけた論文が発表されました［★］。

幻視・幻聴もそうですが、座敷童子の仕業とされた「枕返し」（寝具の散乱）もこの病気で発症前から起こりやすい「レム睡眠行動障害」（夢を見ながら大声で話したり、叫んだり、夢のとおりに激しく動く症状）ではないかと書かれていました。私にもこの症状があります。

座敷童子との類似性に驚きはなかったのですが、不思議に思ったのは、座敷童子が「神」であることでした。その家に富と名声をもたらす福の神なのです（座敷童子が去った家には不幸が訪れるとも書かれています）。

なぜ疫病神ではなく、福の神になったのでしょうか？　座敷童子の発見者は、病人と推測されているのに。

平均寿命が短く、病気が進行して認知症状態に至るまで生きることはなかったのでしょうか？自律神経症状が起こす体調不良に苦しめられることすらなかったのでしょうか？　あるいは、「異常者」の烙印を押される現在とは違って、「福の神の発見者」として皆からよろこばれ、尊重されることで、よい精神状態を保ち、そのためにほとんど進行もしなかったのでしょうか。

ストレスがかかると「夕焼け小焼け」

幻聴は、座敷童子が出る以前にも時折ありました。いちばん多かったのは音楽で、つねに同じ。毎日夕方五時に町内放送のスピーカーから鳴り響く音質の悪い「夕焼け小焼け」です。

あるとき、午後三時ごろにこの放送が聴こえ、なぜこんな時間に流すのだろうと思いました。窓を開けて耳を澄ますと、たしかに五時に鳴るあの「夕焼け小焼け」が外から聞こえてきます。そんなことが繰り返しあり、「本物にしか聞こえないけれども、時間が違うから幻聴なのだろう」と考えました。

「夕焼け小焼け」の幻聴は、四十代でうつ病と誤診されたころにも何度かあったのです。当時は幻聴という言葉すら思い浮かばず、「なぜ音楽が聴こえるんでしょうか？」と主治医に質問しました。「う〜ん」と唸ったまま、主治医からの明確な返事はありませんでした。

原稿の締め切りが迫り、毎日異様な頭痛と闘いながら書いていたときにも、久しぶりに「夕焼け小焼け」が現れました。そのときは、外部ではなく、自分の脳の中で鳴っているなと初めて感じました。幻視の羽虫も久しぶりに目の前を飛び、脳の激しい疲労とストレスが、幻覚を引き起こす一

★……駒ヶ嶺朋子、国分則人、平田幸一「Lewy小体病における幻覚とザシキワラシとの類似点——民俗学史料への病跡学的分析の試み」『神経内科』第八四巻五号、二〇一六年。

因となることを確認できました。

病気でなくても雪山での遭難や死別など、脳に強いストレスがかかったときに幻覚（幻視や幻聴）が起こる仕組みを人は誰でも持っているのではないでしょうか。完全に音を遮断した空間に長時間閉じ込められると、多くの人に幻聴が起こると医師から聞きました。脳にとって無刺激は耐え難いストレスであり、脳は刺激を求めて自ら幻をつくり出すそうです。

忘れられない目

とはいえ、多くの人は幻覚を冷静には受け止められません。私自身がそうでしたし、夫も同様でした。診断されて間もないころ忘れられないことがありました。

明け方、子どもが先に起き出してきて、台所の棚を開けたり、冷蔵庫を開けたりしています。私は、台所の隣の寝室の布団の中でそれを聞き、「朝ごはん、もうちょっと待ってて！」と大きな声で伝えました。

「どうしたの？」と夫。

「台所で朝ごはん探してるから」

「……誰もいないよ」

「いるじゃない！」

そのときの夫の表情……。

そのころの私は幻覚におびえ、外出先では、人に気づかれまいと緊張していました。幻覚そのものよりも、幻覚のある者に向けられるであろう目が怖かったのです。夫にすら知られたくないと頑なに思っていました。夫の目を見たとき、私は「異常」なのだとあらためて自覚しました。悲しみと情けなさと恥ずかしさで全身が打ち砕かれていくようでした。

でも、今はまったく違います。

「ガタガタいう音、聞こえる?」「あそこに人、いる?」「この虫、見える?」と、家では何の抵抗もなく聞き、夫も「聞こえるよ～」とのどかに答えます。何でもない普通のことと考えれば、何でもない普通のことになるのです。私は、幻覚の原因が自分の「精神」にあるとはもう考えませんし、幻覚を「異常」とすら思わなくなっています。

一緒におもしろがってほしい

「座敷童子だ! 福の神が我が家にも来てくれた」と喜び合う社会はもうありません。狐も人に憑かなくなりました。人に見えないものを見、聞こえないものを聞くと、「患者」となり、抗精神病薬を処方されます（レビー小体病では薬物の副作用が強く出やすく、厳重な注意が必要です）。

講演の後に「樋口さん、あなたは病気なんかじゃありません。霊感が強くなっただけです!」と言われたことがあります。病気でなくても、見えたり聞こえたりする人たちは、たしかにいるでしょう。でも「霊感」だけで私にある数々の症状を説明することには無理があります。

「精神的な問題のある患者」と呼ばれることも嫌ですが、「霊感の強い人」と言われることにも違和感があります。ほんのちょっと「脳の誤作動を起こしやすい人」だと思って、さらりと受け流すか、一緒に脳の不思議をおもしろがってくだされば、とてもうれしいです。

Ⅱ

幻視は幻視と気づけない

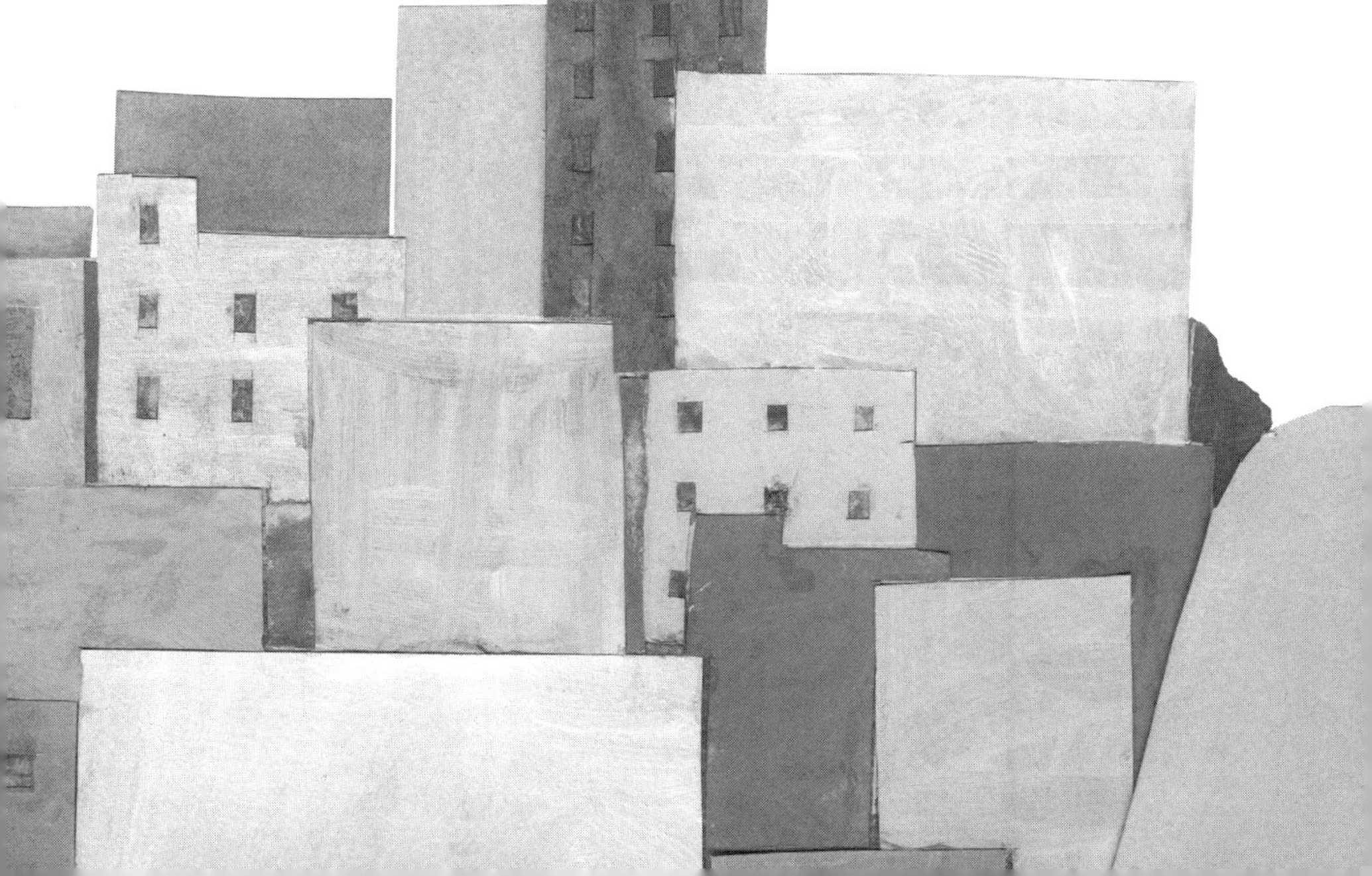

幻視をVRで再現するまで

VR（バーチャル・リアリティ）を使ったプロジェクト「VR認知症」の一つに、私や同病の人たちが見た幻視を一人称で体験できる「レビー小体病幻視編」があります。NHKなど各メディアでもたびたび紹介されてきました。

引き受けてはみたものの

このプロジェクトを最初にゼロから始めた下河原忠道さん（シルバーウッド）から、幻視を体験するVR作品のシナリオを書いてほしいと頼まれました。

すでに知り合いだった下河原さんから「自由に何を書いてもいい」と言われ、新しいもの好きの私は、深く考えることもなくホイホイと引き受けました。その直後から困ったのは、「レビー小体型認知症の本人」という主人公の設定でした。

VRの体験者が主人公になるので、主人公の姿は映りません。しかし、年齢、暮らし、病状、進行の程度、そして幻視を本人がどう受け止めているのか、自分の病気をどう感じているのかを設定しないことには物語が始まりません。

結局、主人公は認知症の進行した高齢者ではなく、診断前の自分をモデルにすることにしました。自律神経症状で体調がひどく悪い。毎日ミスを連発し、精神的にも追いつめられている。いつ、どこに現れるかわからない幻視におびえながら、それを誰にも言えずにいる。そんな五〇歳のころの私です（その後、抗認知症薬治療で幻視は激減し、また私自身の捉え方も変わったため、恐怖の時期はみなさんが思うほど長くはありませんでした）。

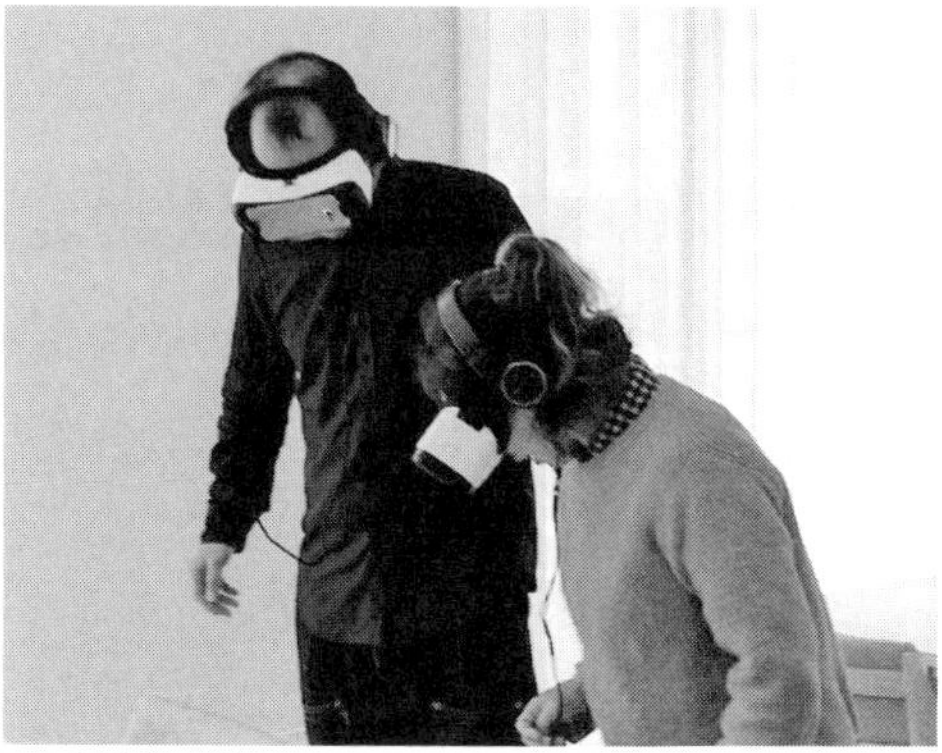

VR 体験中の様子。

さまざまなタイプの幻視

見たい方向をどこでも自由に見られるというVRの特性を活かさない手はないと思い、幻視は、宝探し風にあちこちにたくさん散りばめました。

私自身は、このVR映像のように同時に複数の幻視を次から次へと見ることはありません。時間を空けて日に数回ということはありますが、見えるものはつねに一つです。ただ、何人かの介護家族から「子どもやら大人やら鳥やら猫やら、さまざまな幻視が部屋中に長時間居る」と聞いています。てんこ盛りの幻視は、病気がもう少し進んだ方をイメージしています。

五分間のシナリオのなかに、この病気についての重要な情報を入れることにも苦心しました。大きな寝言や立ちくらみなど、一般には知られていない多種多様な症状があること、うつ病などほかの病気に誤診されることが少なくないこと、薬に過敏になり副作用が出やすくなること、適切な治療とケアで大きく改善する可能性があることなどを世間話のなかに目いっぱい詰め込みました。

シナリオを読んだ下河原さんからは、意表をつく注文が返ってきました。

「主人公を人間的に魅力的な人にしてほしい」

変革者の着眼点に感心しました。そこで仲間たちからの信頼が厚いことや、階段から落ちたパーキンソン病の女性（後にレビー小体型認知症と診断が変更したという設定）を走っていって受け止めたエピソードなどが加わったのです。

しかし蓋を開けてみると、VR体験者は初めて見る幻視に集中し、セリフなどほとんど耳に入らないことがわかりました。今の私には見慣れた幻視が、他人には驚異だという自覚が足らなかったのです。満塁のバッターボックスに鼻息荒く立った私は、フルスイングで空振り三振したのでした。

すでに五万人以上が視聴

撮影には、私も終日立ち会いました。見学のつもりが、折笠慶輔監督から一つひとつ意見を求められ、突然、偉そうな立場に。「幻視の人」役（シルバーウッド社員）と「本物の人」役（プロの役者）それぞれに細かくアドバイスもしました。

「幻視の人」には、無表情で生気がない感じを出すように頼みました。笑顔で部屋を駆け回る子どもを見る人もいますが、私の見る人はつねに無表情で、生き生きした印象がないのです。

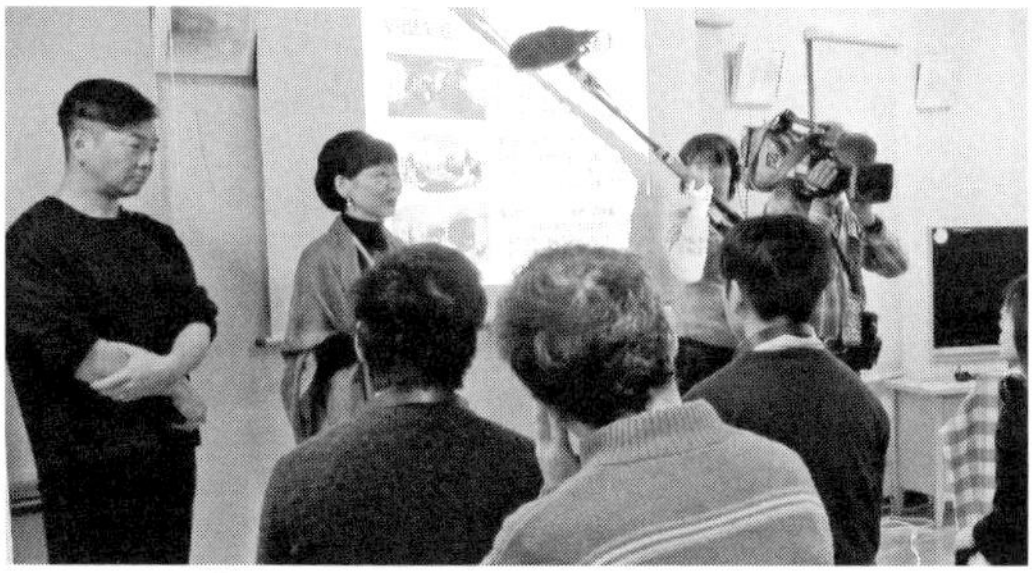
名古屋での「VR 認知症」体験会。左端が下河原忠道さん、その右が著者（2017 年 1 月）。NHK の撮影が入った。

ほかにも幻視役として、動物（犬、蛇）、虫（肥満したウジに見えるブドウ虫、ハエ）なども出演しているのですが、彼らは期待通りには動いてくれません。VRの性質上、失敗したら最初からすべて撮り直しということもあり、五分間という短い作品を撮るのにほぼ一日がかり。長時間の集中はかなり堪《こた》え、帰りの車の中では座っていられず横になっていました。

その後の編集段階では、部屋の明るさを変えたり、ハエの数を減らしたり、幻視の光をもっと美しくしたり、何度も修整を繰り返しました。編集にも膨大な時間がかかっていることを後で聞きました。

関係者の大変な苦労と努力によって出来上がったVR作品は、医療者を含めて各界で高く評価され海外でも賞を受賞しました（二〇一七年アジア太平洋高齢者ケア・イノベーションアワード「テクノロジー部門」最優秀賞）。二〇一九年には体験者が五万人を超え、台湾でも同じ体験会が開かれるようになりました。

消えて初めて幻視とわかる

でも完成当初は、どんなふうに受け止められるのか想像ができませんでした。幻視について私に長時間取材をした人たちから、「まさかこんなふうに見えるとは思わなかった」と言われたことは衝撃でした。私が言葉（声と文字）を使って、力の限り何年も伝え続けてきたことは、（少なくとも視覚的に）映像ほど伝わっていなかったということです。

そのなかの一人に、どこが想像と違っていたのかと質問すると、「現れているあいだは、聞いたとおり本物にしか見えないにしても、やっぱり幻視というくらいだから消えるときには煙みたいにモヤモヤ～と消えるんだろうと思っていました」。

テレビドラマで見るように、透けていたり、煙のように消えれば、これは幻だとすぐに気づきます。正常な精神状態で現れ、本物と見分けがつかないから、翻弄されるのです。私も病気だと気づく前には、一瞬でパッと消え去る人の幻視を目の錯覚だと思っていました。今でも虫は、消えるまでは本物だと思っています。

「幻視は襲いかかってくるものだと思っていた」と言う人もいました。私の見る幻視の人は、ただ静かに居るだけです。それでも、家の中に知らない人が居るのは恐ろしい状況です。

幻視におびえていたころは夜中にトイレに行くことが怖く、目をつぶって手探りで行ったことがありました。もし扉の向こうに男が立っていたら……と思うと心臓がドキドキし、泣きたい気持ちでした。

今でも幻視は現れるのですが、ＶＲで再現したころとは違う、平穏な世界に私はいます。幻視の受け止め方は、時間とともに変化していったのです。

消えた女性と巨大グモ

「幻覚（幻視や幻聴）があるということは、精神医学からいえば、深刻な状態ですよ」

そう医師から言われたことがあります。私も以前はそんなイメージを持っていました。それは現在でも、ほぼ〝常識〟として、多くの人に共有されていると感じます。たまに行う講演で「今でも幻視は現れます」と何気なく言ったとき、会場全体に広がる反応に今は私がびっくりしています。「幻覚は異常」という意識が今の私にはないからです。

過去の常識に反して、ほかに目立った症状のない時期から幻視が現れる人たちが、レビー小体病では存在します。私もその一人でした。健康な状態で現れたとき、それを病気の症状だと気づくのは思いのほか難しいことです。

車の中に女の人が！

私が、最初に〝人〟を見たのは、元気で活動的だった三十代の終わりでした（うつ病と誤って診断されたのは四一歳、レビー小体型認知症と診断されたのは五〇歳です）。

私はそのころ毎週二日、趣味の運動をするために、夜、車で出掛けていました。たっぷり汗をかいて気分よく戻り、車を集合住宅の定位置にバックで駐車します。ピタッと停めた瞬間、心臓が止まりそうになりました。右隣の車の助手席に中年の女性が前を見据えて座っているのです。思わず声を上げそうになった瞬間、女性はパッと消えました。

「えっ、今のは何？」

いくら見てもその女性が消えた助手席は空っぽで、人間と見間違えそうな荷物もありません。ヘッドレストも、カバーなしのシンプルなものです。でも、さっきは確かに女性が座っていて、その女性は透けてもぼやけてもいませんでしたし、顔もくっきりと見えました。中肉中背で、髪は肩までの長さでした。

とはいえ、本当の〝人〟とも少し違っていたのです。本当の〝人〟であれば、そこに座っている目的が自然に伝わるはずです。家族を待っているとか、車に落とした物を探しに来たとか……。その女性は、無表情に、ただじっと正面を見据えていました。その佇まいは、夜の駐車場の車の中では不自然でした。

何だったのだろうと考えましたが、見えていた時間はとても短く、消え方は目の錯覚と同じです。

「こんな気持ちの悪い目の錯覚もあるんだな……」とそのときは思いました。

目の錯覚か、幽霊か

ところがその目の錯覚は、短期間のあいだに繰り返されました。同じ時間、同じ場所、同じ人、同じ消え方です。そんな目の錯覚があるだろうかと、さすがに考えました。当時は見え方の異常はほかにはなく、違う場面で〝人〟を見ることもなかったので、目の病気はまったく疑いませんでした。

幽霊の可能性も頭をよぎりましたが、亡くなった人が、自ら生前の形をそのまま再現するとはあまり思えません。目に見えないものはこの世に多々あると思いますが、人の見るものは、その人の脳が見ているものだろうと、なんとなく思っていました。

何度も現れるその女性が何なのかはわかりませんでしたが、とにかく驚かされるし、気味が悪いことに変わりはありません。そこで、夜、車を停めるときは、右の車のほうを見ないことにしました。寝違えた人のように左だけを見て駐車し、左を見ながら車から降り、右の車に背を向けて前を通り過ぎるのです。

この単純な作戦は成功し、その後、二度とその場所でその女性と会うことはありませんでした。万一彼女が幽霊で、私に何か用事があるなら、左に回って私の前に現れたでしょう。「ほらね、やっぱり目の錯覚だったんだ」と安心し、そのまま、そんなことがあったことすら忘れていました。

その古い記憶を引っ張り出し、「あれは病気の症状だったのでは？」と疑いはじめたのは、ふたたび〝人〟を繰り返し見るようになった約一〇年後です。

お祓いに行った人も

五〇歳のとき、レビー小体型認知症を疑って、専門医のいる大きな病院を初めて訪ねたとき、車の中に人が見えるのは「レビー小体型認知症の典型的な幻視の一つです」と言われました。自分にとって「なんだかわからない未知のもの」が、すでに「典型」に分類されていたことに軽い衝撃を受けました。

なぜ「車の中」なのか、同病とはいえ、なぜ違う人に同じような幻視が現れるのか、そもそもどういう仕組みで幻視が起こるのか、とても不思議に思い、理由を知りたいと思いました。でもその答えは今もどこにもないのです。

私の知る同病の方は〝人〟が見えはじめたとき、「霊が見えるようになったと思って、お祓《はら》いに行った」と言いました。お祓いの話は、その後も何人もの介護家族から聞きました。私と同じように面識のない他人の姿だけが見える方もいれば、亡くなった家族が見える方もいました。

「なぜおばあちゃんが居間にいるんだろう。おばあちゃんは亡くなったのに……。本当に不思議だった」と語った方がいました。その不思議さが、私にはよくわかります。「百聞は一見にしかず」というように、私たちは自分が見ているものこそが、確かな現実だと受け止めます。それが実在しないと考えることは、とても難しいのです。

複眼の目までくっきりと

初めて専門医を訪ねる直前、私は頻繁に〝虫〟を見ていました。ある日の午前一〇時ごろ、スーパーの屋外駐車場をゆるゆると徐行していたとき、バックミラーに垂れ下がる、とても大きなクモを突然見つけました。足の短いタランチュラのような、丸々した不恰好な黒いクモで、みかんほどの大きさがありました。

「何だ、これはっ!」

糸は見えませんでしたが、空中に浮いているので、バックミラーから糸を垂らしているのだと思いました。

「一体いつの間に……。どこから入った? 何というクモ?」

すぐに車を停め、顔を寄せてじっと見つめると、太く硬そうな毛の一本一本と、いくつも並ぶ複眼の目がくっきりと見えました。グロテスクな細部にぎょっとした途端、クモはストンと下に落ちました。

「ギャッ!」

あんな大きなクモが足を這い上ってきたら大変です。両足を持ち上げ、クモを探しました。あんなものが潜んでいたら、安心して運転などしていられません。……でもクモがいないのです。あんなに大きいのだから絶対に見つかるはずだと思い、シートの下を探していると、疑問が次々と浮かんできました。

——今まであんなクモを見たことがあるだろうか。
——あんなに大きなクモが日本にいるだろうか。
——あれだけ大きいのに、落ちたときに音がしなかったのはなぜだろう。
——肉眼であそこまで詳細にくっきりと見えるだろうか？

そのとき、初めて「あれは幻視だったのか」と気づきました。

いないクモを探す理由

でも、あれだけはっきりと見えたものが実在しないとは、どうしても信じられません。幻視ではなかったことを証明するために、私は躍起になってクモを探し続けました。

「たしかにいた。きっといる！」

本当はいなかったのだと自分を納得させる方法が、私には見つけられなかったのです。いないクモを探しながら、シートに涙が落ちました。

——私の頭は、どうなってしまったんだろう。
——この脳は、この世界は、これからどうなってしまうんだろう。

それは幻視にいちばんおびえていた時期でした。幻視が怖かったのではありません。私は、私が恐ろしかったのです。

でもその恐怖こそは、新しい情報と知識を得ることで消える幻にすぎませんでした。

幻視という孤独

抗認知症薬治療を始める前の私は、次から次へと現れるさまざまな幻視・錯視［★］に翻弄され、おびえていました。

ハエやクモを見ることが最も多かったのですが、壁が突然、半球状に盛り上がったり、カーペットの模様や写真のなかの物が動いたりするなど、「なんだこれは……」と震え上がることがたびたびありました。ただ幻視や錯視は、怖いものばかりではありません。

ある日、近所の交差点で大きな白い鳥が空に向かって飛んでいくのを見つけました。白サギのような真っ白な鳥ですが、もっと大きくて羽や尾が長く、品のある、とても美しい鳥です。

「なんという鳥だろう。あんなにきれいな鳥がこんな住宅地にいるなんて」

羽ばたくというよりも、ゆらゆらと天に舞い昇っていく動きは、舞踊のようです。私は、見たこ

★……ハンガーに掛けた服がその服を着た人に見えるなど、実際にあるものが違うもの（人や動物など）に見える症状。

ともない優美な姿に息をのみました。

「美しい……」

夢中になって見つめると、艶のある繊細な羽の一枚一枚が見えました。私はすっかり心を奪われていました。なんだか胸がいっぱいになり、震えるような気持ちで見つめていると……それは一瞬にしてスーパーのレジ袋に変わったのです。

私は、しばらく動けませんでした。

抵抗と無力感

今なら「こんな素敵な錯視が見られるなんて！」と素直に喜べると思うのですが、そのときは全身の力が抜けるのがわかりました。

「この世界の何が本物で何が幻なのか、私にはもう区別がつかないんだ。私は、私を信じることも、私が目にする世界を信じることも、もうできないんだ」と思いました。進行の早い病気だとどこにも書いてありましたから（現在はそれを否定する医療者が増えています）、幻視はこれから日々増殖して、私の世界を徐々に塗りつぶし、その混乱のなかで一人で生きていくことになるのだと信じていました。

「本当にそう見えるのに」とどれだけ訴えたところで、誰もそうは思ってくれないだろうという絶望と諦めもありました。そのころレビー小体型認知症の症状をネットで検索すると、「比較的早期から幻覚（幻視）・妄想が現れ、ありもしないものをいると言って騒ぐなどの問題行動が起こります」といった記述ばかりが出てきました。切り離してはいけないセットのように、必ず「幻覚・妄想」と書かれていることに、激しい抵抗と、同じくらい強い無力を感じました。

今はすっかり減りましたが、その症状への介護者の嘆きや嘲笑の書き込みも数多く見られました。そんな言葉を見ると私の全身は急にこわばり、うずくまってしまいました。そのままゴロンとパソコンの前に転がり、ふたたび動けるようになるまで、しばらく石のように固まっていました。

誰にも知られたくない！

幻視を人に知られることへの恐れは、お腹の底に、固く重く積もっていきました。「私は、人が見えます」と他人に言えば、「私は、人を殺しました」と同じ反応を引き起こすだろうと思いました。

病気のことも幻視のことも、家族や友人にすら話せませんでした。今のように希望を持てる情報があれば話せたでしょう。でも当時は絶望的な情報しかありませんでした。病気のことを伝えれば、ただ悲しませ、心配させ、苦しめることにしかならないだろうと思いました。私は、経験したことのない孤独のなかにいました。

人と話しているときに幻視が現れることは滅多になかったのですが、万が一にもうっかりした言動で気づかれることがないようにと、人と会うときは緊張していました。いま振り返れば喜劇ですが……。

あるとき、近所のファミリーレストランで人と話をしていると、大きなハエが二匹飛んで来ました。「出た！　幻視だ」と思いました。清潔な飲食店にハエが二匹も飛んでいるとは考えにくいからです。ハエは目の前をしつこく飛び続けるので気が散って困るのですが、そんなものはまったく見えないフリを続けました。早く消えてほしい、私のほうにだけは来ないでほしいと願いながら。すると目の前の人が、鼻先のハエを手で払ったのです。「本物なんだ！」内心とてもびっくりしたのですが、それも隠して微笑んでいました。

おまえ、本物か？

当時はひどい体調不良で、あまり外出をしないこともあり、幻視の多くは家の中に現れました。一時期はハエを見つけると、それが本物か幻視かを確認するためにどこまでも追いかけ回していました。でもしつこく追い続け、「本物だ！」と確信した瞬間に目の前で消えると、心身へのダメージが大きいのです。それだけで体調が悪くなるので、間もなく追いかけるのをやめました。幻視におびえ、振り回される生活にもすっかり疲れ、「もういい、幻視でも本物でもどっちでもいい」と思うようになっていきました。

散歩をしていて、葉っぱの上にあまり見かけない大きな芋虫を見つけたことがありました。コロコロと太った姿がかわいくて、「おまえ、本物か？」と声をかけました。芋虫は返事をしませんが、消えずにそこにいてくれました。無言で私に寄り添ってくれているかのようでした。

幻視に翻弄された日々だったのですが、そこに惹かれる部分も、じつはわずかにあったのです。自分の意思に関係なく、実在しないものが突然見えるという未知の現象を「おもしろい」と思っている別人格の自分が、打ちのめされている自分のなかにも確かにいたのです。この不思議な現象が何なのかを知りたい、突き止めたいという思いも、初めは小さな芽でしたが、その後グングン伸びていくことになりました。

一方、「病気が進行する前に消滅してしまいたい」という願いもまた、私の意思を無視して、長いあいだ心の奥に居座り続けていました。しかしどんなに情けなく困っている最中でも、どこかで自分の症状をおもしろがっている部分がかすかにあって、それで私はなんとかなっていたんだなと思います。

子どもにだけは知られたくなかった

二〇一三年六月、五〇歳のときにレビー小体型認知症と診断され抗認知症薬が処方されると、さまざまな症状が改善しはじめました。幻視もぱたりと姿を消しました。ただ自律神経の症状で汗が出ず、連日熱中症のようになっていました。その対応に気を取られているうちに、気がつけば一か月以上、幻視のない生活をしていました。

そんな八月の熱帯夜の晩、子どもの運転で買い物に出掛けました。店の駐車場に停車すると、私は子どもより先に助手席から降り、車の前方に歩いて行きました。すると、停めたはずの車が、ズルズルと私に向かって前進してきたのです！　駐車場は平地です。ギアがローのまま、サイドブレーキもかけていないと瞬時に思いました。

「ブレーキ、かけなさい！」

私は怒鳴り、あわてて運転席側に走り出しました。驚いた顔でドアの脇に突っ立っている子どもを突き飛ばして車に飛び込み、サイドブレーキを引きました。

……ブレーキは、すでにかかっていました。その瞬間、自分が何をしたのかを理解しました。

「あんまり暑くて、頭がおかしくなった!?」

覆いかぶさるように、子どもの声がしました。驚き、困惑した子どもの顔を見ながら、「言いつくろうための言葉を探さなければ。今すぐ何かを言わなければ」と思いました。でも頭の中には重苦しく詰まった灰色の雲しかなく、当時頻発していた「脳が正常に働かないモード」に切り替わっていることを自覚しました。このモードになったら、知恵どころか、ふだんできることもできなくなります。

――子どもにだけは知られたくなかったのに。がんばって隠し通してきたのに……。

自分が現実からスルリと抜け出してしまい、そこにはいないかのような感覚のなかで、「私は今どういう顔をしているんだろう。どういう表情にすればいいんだろう」とぼんやり考えていました。たぶん私は、とても間の抜けた顔をしていたと思います。

でも、幻視で苦しい思いをしたのは、これが最後だったように思います。レストランで運ばれてきた料理の上に何十匹ものウジ虫が這っていたとき「なぜ私だけが、こんなものを見なければいけないのか！」と思いましたが、黙っていたので一緒にいた家族にも気づかれませんでした。

やがて幻視は脅威でなくなっていきます。

呪いが解かれ怪物が消えた！

「無人車前進事件」の六日後、私の意識を大きく変える出来事がありました。幻視を初めて人に詳細に話したのです。相手は、ＮＨＫ「ためしてガッテン」（現在の番組名は「ガッテン！」）のディレクター、Ｋさんでした。

番組でレビー小体型認知症を初めて特集するにあたって、当事者を取材したいという話が、この病気の家族会から来たのです。家族会の集まりには、体調不良もあり参加していませんでしたが、連絡はとってつながっていました。

しかし、取材を受けられる自信はあまりありませんでした。連日熱中症のような状態だったからです。それでも協力したいという思いだけは強くあったので、覚悟を決めて待ち合わせ場所に向かいました。人気番組が正しい情報を伝えれば、この病気を知らずに苦しんでいる人を劇的に減らすことができると考えたからです。

ディレクターというそれまで縁のなかった肩書きから、映画監督のような人を勝手にイメージしていたのですが、現れたのはカジュアルな服装の若い男性でした。

すでに取材は終盤。Kさんは文献も数多く読み、病気を深く理解していました。そして、誤診や薬の副作用で苦しむ人が多い現状にも高い問題意識を持っていました。当時は患者の苦しみどころか、病名すら知らない医療者もめずらしくはなかったのです。私はKさんの取材力に驚きました。一つの番組をつくるのに三か月もかけていると知り、さらに驚きました。このディレクターであれば、患者や家族を救う画期的な番組ができると信じました。

「貴重な情報提供者」として

幻視やこの病気について、私は全力で話し続けました。自分の感情は脇に置いて、経験した事実をリポーターのように伝えたつもりです。気がついたときには数時間が経っていました。Kさんは、深い敬意を示しながら、強い知的好奇心を持って私の話を聴き続けてくれました。そんなに長時間、自分のことを一方的に話したのは、生まれて初めてでした。

私は驚いていました。自分が「異常者」でも「哀れな患者」でもなく、貴重な「情報提供者」という立場にあるということに。そして私の体験が、肯定的な態度で、目を輝かせて聴いてもらえるものだったという思いがけない事実に。それは私にとって衝撃的な発見であり、なによりもうれしかったのです。

その少し前に、夫には幻視のことを打ち明けていました。「何も言わずにずっと一人で思いつめているけれど、何かあった?」と、夫が不安そうに尋ねてきたのです。私は、「虫が見える」とだけ言って泣きました。

夫は深刻さを感じ取り、動揺しながらも「それは目の病気で、治療すれば治るはずだ」と懸命に言ってくれました。私を思いやる言葉だということは、十分にわかっていました。でも、病魔に取り憑かれた自分と、健康な人間とのあいだにできた谷はあまりにも深く、そこに理解の橋など掛かりようがない。そんな諦めと孤独だけが、成長の早い毛根のように体の奥深くまで伸びていくのを感じていました。

同じ症状を、私は饒舌に語っていたのです。真摯に、知的好奇心いっぱいに聴いてくれる目の前の「他人」に。いえ、初対面の他人ではありましたが、この病気を多くの人に伝えたいという強い思いを共有する同志に。

怪物は姿を消した

私は興奮していました。私のこのおぞましい症状は、私が語ることによって有益なものになるのです。苦痛でしかなかった私の負の体験は、私以外の人にとっては、高い価値のあるものになり得るのだと知りました。

「理解などしてもらえない。理解などできない」というのは誤った思い込みでした。理解したいという気持ちのある人には、なんの壁もなくきちんと伝わるのです。幻視という不思議な現象を、

「おもしろい」と感じる気持ちさえ共有することができたのです。

きのうまで熱や頭痛に苦しめられ、追いつめられ、うつっぽく淀んでいた自分が嘘のようでした。驚くほど元気になっている自分がそこにいました。もうろうとすることが多く、もう使い物にはならないと思っていた頭も、正常に、問題なく働いていました。病気をする前の自分のようだと感じました。そんなふうにふたたび戻れることがあるだなんて、想像もしていませんでした。

病気は私に棲みつき、私をどす黒い怪物に変えたのだと思っていました。呪われた姿を見られるのが嫌で、誰にも会いたくないとずっと思っていました。幻視のことを人に知られたら、私の人生は終わりだと固く思い込んでいたのです。でもこのとき呪いは解かれ、怪物は突然、姿を消しました。

数年後にKさんと再会したとき、「別人のように元気そうに見える」と言われました。自覚も記憶もないのですが、この取材の日も客観的には病人っぽく見えたようです。このころ会った人たちは、みんな同じことを言います。

「支援する人」より「教えを請う人」

何の利害関係もない（取材に謝礼はありません）赤の他人に話すことは、とても楽だということもわかりました。家族には言えないことのほうが多いのです。他人であれば何を話そうと、私を心配したり、私を思って心を痛めたりすることはありません。だから内容をふるいにかけないまま自由に話せます。それが驚くほど楽だったのです。心理的な理由だけではないでしょう。気を遣う（同時に複数のことに配慮をする）という高度な作業が、機能の落ちた脳には、負担だったのかもしれません。

何時間も全身全霊で話をした後はぐったり疲れましたが、ゴジラの着ぐるみをごそっと脱ぎ捨てたように、心は軽くなっていました。それならもっと早く相談機関に行って、悩みを話すなり、カウンセリングを受けるなりすればよかったのでしょうか。しかし当時は、それがどこにあるのかも知りませんでしたし、探そうという気持ちにもなれませんでした。もし人から情報を与えられたとしても、たぶん行かなかったと思います。

想像してみてください。私は、怪物の姿をしていたのです。怪物がそこに行くには、勇気を振り絞り、それでもオドオドと、消え入りたいような気持ちで、出掛けていかなければいけません。きっと建物に入るだけで緊張し、受付で要件を言うときには、喉がつまるでしょう。そのすべてのハードルを乗り越えて、やっとの思いで相談室にたどり着きます。でも、そこで私の前に座る人は立派な人間で、私と同じ怪物の姿などしていません。最初から圧倒的な上下関係があるのです。

しかしディレクターのKさんは、私の話から学ぼうと会いに来てくれた人でした。「教えを請う人」だったのです。私の体験は敬意と知的好奇心を持って聴かれ、深く感謝をされました。そのとき私は怪物から人間に戻ることができました。さらに、必死で隠し続けてきた幻視は、人のために役立てることのできる私の最大の利点に変わったのです。もちろんこれで一気に問題が解決したわけではなく、病状の変化とともに、この後も気持ちは揺れ続けるのですが、この日、私は確実に変化への第一歩を踏み出したのでした。

牢獄に差し込んだ光

その後、病気に対する私自身の認識を変える出来事は続きました。

まず、同じ世代の同病の女性を苦労して探し出し、初めて話しました。ロビンソン・クルーソーが無人島で人間と遭遇したかのようでした。

実際、自分と同じような病状の人間がほかに存在するのかどうかすらわからずにいたのです。「認知症には見えない」と人から言われれば、「私だけが特殊なのか、ほかにはいないのか」と考え込んだりもしました。しかし私と同じ症状があり、私と同じようにそれを語ることのできる人はいたのです。

その後、親しい友人に病気を打ち明け、なんの偏見もなく、そのままに受け入れられたときには、救われたと思いました。長く自分を苦しめてきた、病気を知られることへの恐怖感や耐えがたい孤独感は、自分自身がつくり出していた幻影だったのだと気づきました。

本や論文に救われた

そのころ私は、脳について書かれた本を乱読していました。自分の病気に関しては、専門書や論文も読みました。「自分に何が起きているのかを知りたい。絶望的な情報に抗うための手段を、進行を少しでも遅らせるための方法を見つけたい」。それは、誰にも止めることのできない切実な欲求でした。

当時は発作のように、突然具合の悪くなる症状を頻繁に起こしていました。高熱が出たときのように急にぐったりし、頭も働かなくなるので、新聞も読めなくなります。字はわかるのですが意味をつかめず、すぐ脳が疲れ切り、痛みを感じるのです。

でもそれ以外のときは、慣れない医学用語を一つひとつネット辞書で調べながら、時間をかけて論文を読むことができました。調子がよいときでも「100－7」の計算ができないときがあるのに、論文は読める。それが自分でも不思議でした。認知症とついた病気を診断されたら、すべての脳の機能が、いっせいにダメになっていくと思っていたからです。

予想に反し、脳の機能低下は、かなり限定的なのだとわかってきました。病気の進行は頭から離れず、不安が消えることはなかったのですが、私を診断した医師の言葉や本に書かれている説明ほど救いのない病気ではないんじゃないか……と、少しずつ思えるようになっていきました。

何かがすーっと動く

私には今でも、幻視や錯視のほかに「物が動いて見える」という症状があります。最初に気づいたのは、診断の少し前です。視野の端、斜め上あたりで、何か黒っぽい小さいものが不意にヒューっと動いたと感じることが、繰り返し起こるようになりました。

これはなんという名前の現象なのだろうかと思って検索しても、症状名を見つけられませんでした。しかし脳腫瘍のある友人に話すと「私もよくあるよ」と言うのです。「名前のない現象」は本人にすら認識されにくく、語られることが少ないため、専門職からも注目されていないのかもしれないと思いました。

その後、動くものは、徐々に視野の中央に入ってきました。台所の壁についた黒い小さな汚れや、白い皿に垂れた一滴の醤油などが、すーっと五センチくらい直線的に動くのです。凝視していると動き出すのではなく、視野の中でその一点だけが突然動き出すので目を引きます。動きはすぐに止まるのですが、形はくっきり見え続けています。まるで手品を見ているようです。

薬局で薬が出るのを座って待っていたとき、窓の外の景色全体が、電車が発車したときのようにすーっと流れたことがありました。大仕掛けの映画のセットのように、部屋全体が動き出したと一瞬感じました。でも、そんなはずはありません。きっと外の道路を走る車の動きが起こした目の錯覚だろうと考えたのですが、その時、その場で繰り返し起こったのです。

「幻覚症状には、こんな不思議なものまであるのか〜」

怖さよりもおもしろさが勝った最初の幻覚でした。

MT野ニューロンの誤作動？

「動いて見える」という名前もわからない症状に、私は惹きつけられました。幻視の虫がリアルに蛇行しながら飛び回る動きと比べると、その直線的な動きは、あまりにも単純です。「私の脳の中で、何が起こっているんだろう？」長い冬を越えて発芽した好奇心は、その後、光を求めてぐんぐん伸びていきました。私は本を読み漁りました。

そんなある日、池谷裕二『単純な脳、複雑な「私」』（朝日出版社）に、「脳の中のMT野ニューロンが活動すると脳は動いていないものも動いていると判断する」という文章を見つけたのです。

私は、飛び上がりました。

「これだ！　私の問題の一つは、MT野ニューロンのスイッチにあったんだ」

探検家が探し求めた秘宝を見つけたように、私は興奮していました。

MT野ニューロンについて深く調べたわけではありません。誰も説明してくれない自分の症状の仕組みを、自分の力で、一つでも理解できたことが、飛び上がるほどうれしかったのです。文字を知らずに成長し、文字に接するたびにオドオドとうつむいていた人が、独学で文字を学び、生まれて初めて単語が読めたら、こんな気持ちになるのかもしれません。

他人から見れば小さなことでしょう。でも私は、奪い取られた人権の一つを自分の手で取り戻したように感じました。私はもう無力な患者ではありません。

当時、認知症とつく病気を診断されると、あらゆる困りごとは、「認知症だから」の一言で片づけられることが一般的でした。単純な計算ができない、突然地図がわからなくなる、料理が苦手になる、今日が何月何日かわからない……。こうした私の症状は、「認知症で理解力や判断力が低下したから」と一般には説明されてきたのです。

私も含め、診断されたばかりの本人や家族には、その一方的な説明に反論する知識がありません。そのまま鵜呑みにしたり、「自分の実感とは違う」と違和感を抱きながらも受け入れるしかなく、診断と同時に自信を失い、打ちのめされてしまうのです。

「レビー小体型認知症では早期から幻視などの精神症状が現れ、問題行動が目立つ」という解説を読むたびに、私は、自分を冤罪で真っ暗な牢獄に閉じ込められた囚人のようだと感じました。MT野ニューロンの説明は、その牢獄に差し込んだ一筋の光だったのです。

幻視はめずらしいことじゃない

体調は安定することがなく、それと同期して精神状態も乱高下する日々が続きました。それでも私はさらなる光を探し求め、幻視について多くを知りました。

ラマチャンドランとブレイクスリーによる『脳の中の幽霊』（角川書店）や、オリバー・サックス

『幻覚の脳科学』（早川書房）といった本からは、シャルルボネ症候群という幻視の症状を知りました。視覚に障害を持つ人の一五％に、認知機能の低下や精神的な問題がない状態でも、幻視が起こるというものです。これを読みながら、その体験者の語る幻視と私の幻視は似ていると思いました。偏見を恐れて幻視を人に語らないということも同じでした。山鳥重『脳からみた心』（角川学芸出版）のなかにも、似た症例が書かれていました。本人が語らないだけで、私と同じ症状を持つ仲間は、想像以上に多いと推測できました。

また、健康な人でも特定の条件の下では、幻視が現れやすいということもわかりました。千日回峰行《せんにちかいほうぎょう》という天台宗の苦行で、比叡山山中を一日四八キロ、千日間歩き続けていると、天狗や狐が見えるようになるそうです。事故や雪山での遭難で瀕死の状態になると、光や、亡くなった家族や、天使などが見えるという話も数多くあります。危機的状況でなくても、瞑想を続けていると、目をつぶった状態で鮮やかな幻が見えるようになるとか、金縛りに幻視や幻聴が伴うことがあるとか、幻視に関する記述は次々と見つかりました。

神秘体験として語られることが多いのですが、幻視は、それほどめずらしい現象ではないのです。人の脳には、生まれながらに幻視や幻聴を起こすスイッチが備わっているようなのです。私は病気によって、そのスイッチに誤作動を起こしやすい脳になったのだと理解しました。

診断の翌年、五二歳のとき、私はこの病気に対するさまざまな誤解を解くために病気を公表し、実名で社会に向けて発言していこうと決めました。長く深く悩み抜いたのですが、「これからは、堂々と生きていくぞ！」と心の中で叫んだとき、清々しい風が全身に吹きわたったように感じました。そのころから幻視は急に影を潜め、一年余りのあいだ姿を見せることはありませんでした。

「言葉」という人災

幻視は「脳の誤作動」という自分なりの答えをつかんだ私は、心の中でこぶしを振り上げ宣誓しました。「もう幻視なんか怖くない。私は自由だ」と。

怪物の着ぐるみから脱し、軽くしなやかになった全身に、力が満ちるのを感じました。体調の不安定さは続き、寝込んでしまう日もありましたが、私は健やかでした。

でも、そこに脱ぎ捨てられた着ぐるみを見て、不思議に思いました。

「これはいったい何だったのだろうか」

変わったのは「言葉」だけで、私は初めからずっと私だったのです。

一冊のコミックとの出会い

怪物の着ぐるみの中にいたころ、私は、幻覚にベッタリと付いた「異常者」という言葉におびえていました。その焼印を押されても、この社会のなかで今まで通り生きることができるのだろうか……。人目のない薄暗い道で、突然口を塞がれて連れ去られるように、きっと世界は変わってしまうのだとしか思えませんでした。

では、幻覚のある人たちは、本当に「異常者」なのでしょうか？

私は、幻覚（主に幻聴）で知られる統合失調症について調べはじめました。診断の翌年のことです。

私はそれまで、統合失調症だと明かす人とも、その家族だという人とも、一度も会ったことがありませんでした（病気を公表してからは、何人もの方と出会い、お話しするようになりました。以前からの友人たちが「じつは家族が……」と明かしてくれるようにもなりました）。

「統合失調症の人」といえば、若いころ読んだ古い小説のなかの描写がまず浮かびました。それは恐ろしさを強調したものでした。「現在では薬で改善する」と知識としては知っていましたが、会ったことのない人の病気は、行ったことのない国のように遠く、自分とは接点がないように感じてきました。

そんな私が最初に手にしたのは、統合失調症の実母との半生を描いたコミックエッセイ、中村ユキ『わが家の母はビョーキです』（サンマーク出版）でした。

家族の視点から描く症状や体験は、以前少しだけ読んだことのあった医学的な解説とは、まったく違っていました。

こんなに多くの共通点が

驚いたことに、この本に描かれている統合失調症の母親と私には、共通点がたくさんあったのです。

・全身の病気であり、体調に大きな波があること。
・症状は、よい人間関係や安心によって改善し、ストレスや疲れで一気に悪化すること。
・薬の副作用で悪化することもあれば、自分に合った適量の薬で大きく改善することもあること。
・脳の機能が落ちてぼーっとすることがあること。
・感覚過敏があること。
・とても疲れやすく、すぐ体がつらくなり、寝込んでしまうこと。
・自分の症状を自覚して苦しみ、不安やうつに襲われやすいこと。
・症状を家族にすら理解されにくいこと。
・病気を隠さざるをえない社会に生きていること。

私は、この本に描かれる「妄想」と呼ばれる症状をまだ経験したことがありませんし、幻聴の内容など、違う部分はさまざまあります。それでも、この母親の抱えている困難と私の困難は深く重なりました。私は、仲間と巡り会えたのだと思いました。

認知症、精神疾患、さらに高次脳機能障害、発達障害……と縦に切り分けられたとき、その枠のなかからは、つながりが見えません。でも、脳の病気や障害に共通する困りごと、生きにくさ、理解されにくさは、横に太く貫いていることにそのとき気づきました。

病気や障害の名前が違っても、この人は自分と同じ痛みを経験している。ただそう知るだけで、救われる気がするのはなぜでしょう。「私のこの苦しみは誰にもわからない」という心の奥のヒリヒリした思いは、本当は幻想なのですが、自分一人ではどうすることもできないものです。孤立感と疎外感の沼に一度はまったら、自力では抜け出せません。手を伸ばし、泥の中から引っぱり上げてくれる誰かが必要です。その力をいちばん持っているのは、同じ痛みを抱えた人だと感じます。

認知症の解説への違和感

そのころ私は、自分の病状がどこにも分類されないという新しい問題にも直面していました。世の中に定着しつつあった「認知症」という言葉は、進行したアルツハイマー病を指すことがほとんどでした。

「認知症患者の脳は萎縮し、主な症状は記憶障害です」
「認知症患者に自分が病気だという自覚（病識）はありません」
「思考力や判断力が低下しても体力はあるため徘徊すると介護が大変です」

そんな説明を読んだりテレビで聞くたびに、自分との接点のなさに戸惑いました。ある一つのがんの症状が、すべてのがんの症状であるかのように説明したり、「これが、がんの人です」と重度に進行した姿ばかりをテレビで流せば、誰もがおかしいと気づきます。しかし認知症に関しては、偏見を助長するような乱暴で偏った説明が、当たり前のように続けられていたのです。

私は、レビー小体型認知症と診断されたとき、「自分は認知症なのだ」と、疑うことなく思いました。アルツハイマー病のような記憶障害はなくても、注意障害など認知機能の低下で日常生活に支障をきたし、そのために仕事も失っていました。今は初期で軽度でも、医学書に書かれている通りに急激に進行し、一〇年以内には衰弱して死ぬ。そう思いつめていたのです。

患者自身が読むことを想像すらしない専門家によって書かれた解説は、患者にとって凶器となります。希望も救いもない病気の解説が、そのまま患者自身のなかで確定してしまうからです。

あなたは本当に認知症？

しかし時間とともに、そうした解説が間違っていることに気づきました。そんなとき人から紹介され、民放テレビ局の取材を匿名条件で受けました。そのとき怪訝な顔で繰り返し言われたのは、「認知症に見えない」という言葉でした。撮影後も「認知症に見えないから、映像は使えないかもしれない」と言われました。アルツハイマー病と異なる症状は、説明してもなかなか理解してもらえず、むしろ「そんな症状が認知症なのか？」という疑惑の目を向けられたのです。

私は、自分の診断名に付いた「認知症」という言葉の重みと絶望的な医療情報に一時期はつぶれかけました。しかし、そこから這い上がって語りはじめると、今度は「認知症ではない」とはじき出されたのです。

私は、自分が属し、守られる場所がないことを知りました。「認知症の五人に一人はレビー小体型認知症」とこの病気の発見者（小阪憲司氏）の著書には書かれているのに、現実には「そんな病名は初めて聞いた」と言われ続けました。

そんななかで、自分の病気と症状をどう捉え、どう伝えれば人に理解してもらえるのかを、自分で調べ、自分で考えていくしかありませんでした。これから自分の病状がどうなっていくのかもわかりませんでしたが、とにかく自分の居場所を確保するために一人で闘っていかなければいけないのだと思っていました。

精神の問題じゃなくて、脳の病気

ところが、仲間は予想しない場所にいたのです。統合失調症と同じように「脳の機能障害」と捉えれば、私の病気や症状はなんの矛盾もなく理解することができます。症状もそれぞれ違う多種多様な病気を、進行具合すら無視して「認知症」という単一の病気のように説明することが誤解の原因なのです。そう理解したとき、私はやっと腑に落ちました［★1］。

私が「認知症」という言葉にこんなふうに振り回され続けてきたのと同じように、『わが家の母はビョーキです』の作者も、「精神病」という言葉に何十年間も押しつぶされてきたことが描かれています。

作者は、地域生活支援センターの看護師から「統合失調症は脳の病気で、治療可能です！」と言われて、「脳の病気！」と驚くのです。幼少から見てきた母親の病気が、「精神の病気」ではなく「脳の病気」と知った瞬間に長年の怖さが消え、その後「正しい知識が入ってくるようになった」と記しています。正しい知識によって母親は回復し、笑顔のある穏やかな暮らしと希望を取り戻すのです。

「病気のために、脳の機能がときどき不調になる」。それは統合失調症の人も私も同じです。でも統合失調症の人は「精神が病んでいる」と言われるのです。

その言葉から、誤解や偏見以外の何が生まれるでしょうか。その言葉こそが、分厚く冷たい鉄の壁となって、彼らを社会から隔て、本人だけでなく家族をも追いつめてきたのだと知りました。その理不尽さが、静かに深く突き刺さり、その痕は今も消えません。

「人格が崩壊して廃人になる」と言われ続けてきたことは、認知症も統合失調症も同じです[★2]。脳の病気を持つ私たちは、私たちの内面で起こっていることを知らない人たちから一方的に付けられた症状名や解説に絶望し、翻弄され、居場所を奪われてきたのです。

私たちを社会から切り離すのは、単純な無知や根拠のない偏見ではなく、専門家の冷酷な解説だと私は感じていました。それは病気の症状そのものよりもずっと重いものでした。これは人災だと、私は思いました。そして人災であれば、変えることができると。

★1……「認知症は物忘れの病気」と広く信じられていますが、「認知症」は〝病名〟ではありません。医学的には、後天的に起こったさまざまな認知機能障害のために日常生活や社会生活に支障をきたすようになった〝状態〟を示す言葉です。〝状態〟は、人間関係や生活環境によって悪化も改善もします。認知症を引き起こす病気は約七〇種類以上あるといわれ、症状はそれぞれ違い、レビー小体型認知症のように初期には記憶障害が目立たない病気もあります。

★2……統合失調症の発症率は人口の約一％ですから、決してめずらしい病気ではありません。同じ発症率では、てんかんがあります。三〇歳以上の男性の痛風、高齢者のパーキンソン病（レビー小体型認知症とは同類の病気）、成人の吃音も約一％といわれています。

手放せない手綱

病気を公表しようと決めたころから、幻視は荷物をまとめて家を出て行ったかのように、一年余りのあいだ姿を見せることがありませんでした。体調も改善していましたし、幻視と会わずにいれば、レビー小体型認知症という自分の診断名を強く意識させられる機会は減り、気持ちはずいぶん軽くなります。

将来を楽観視はしていませんでしたが、このまま調子のよい日々が続いてくれるような気さえしてきました。暴風雨の海をカヌーで渡った末にやっと静かな入江にたどり着いたように、その平穏さは、かけがえのないものに感じられました。しかしよいことは続かないものです。

体調と幻視が同期する体験

ある日、樋口は「レビー小体型認知症ではなく、うつ病だ」というある医師の文章が活字になったことを知りました。それ以前にも「こんな人が認知症であるはずがない」という批判は、ネット上で何度も見てきましたが、印刷された中傷は初めて読みました。

その影響は直後から体調不良として現れ、同時に一年以上消えていた幻視が毎日のように現れるようになりました。治療前の状態に引きずり戻されたかのようでした。

体調の変動はつねにありましたが、ここまで急激に病状が悪化したことはなく、思考も悲観側にスイッチが切り替わっていました。幸運の持ち時間はタイムオーバーで、あとは進行するだけなのか……。悲観型の脳が動きはじめると、自分の体が石に変わったように感じます。

しかしそのとき、何人もの方々が支援の手を差し伸べてくださり――問題は解決できなかったのですが――体調は間もなく回復していきました。

ストレスが「毒」となって体調や脳の機能を瞬時に悪くすることは以前から体感していましたが、幻視が同期したのは初めてのことでした。ぐったりし、頭ももうろうとしているときに幻視が現れることはなかったので、それまで幻視と体調は無関係だと思っていたのです。

「幻視の再来」をなぜ言えなかったのか

体調が戻った後も、幻視は完全には消えませんでした。しかしその「幻視の再来」を、人に話すことに抵抗を感じている自分がいました。「幻視は異常じゃない」と顔と実名を出して社会に向けて訴え続けてきたのに、「また見えるようになりました」と言おうと思うと、喉がぎゅっとつまるのです。

親しい友人たちは、「見えなくなってよかったね」と心から喜んでくれていました。拙著を読んで、幻視に苦しんできた様子が強く印象付けられていたからだと思います。同病の人やその家族からは「悪くなる一方ではないと希望が持てた」と言われていました。

そんなときに改善していた症状がまた悪化したと言ったら、友人たちは心を痛めないだろうか、同じ病気の人たちは失望しないだろうか……。悩み抜いた末に希望を伝えるために病気を公表したのに、その逆のことをするのは裏切りのようで、ためらわれました。

また、私の話を広く聴いてもらえるのは、「現在、幻覚（幻視、幻聴）のない状態だからなのか」と感じることがありました。取材を受けたとき「今は幻覚はないんですよね？」と確認されることがよくあったのです。その質問にもし「幻覚がある」と答えても、私への信用度や対応は、何ひとつ変わらないままだろうか、と。

「えいやっ！」と跳んでみた

講演などで不特定多数の人に言ったら、私の言葉の信憑性を疑う人が出てくるのだろうか？

想像もしない誤解や中傷をまた受けることになるのだろうか？

押さえても押さえても浮かび上がってくる疑問を「そんなことはない」と打ち消しながらも、呼吸は浅くなり、体が硬くなっていることを感じました。

社会に向けてものを言えば、それをよく思わない人たちは必ずいるとわかっていたのですが、そうした言葉にも疲れていました。病気を公表してから一年のあいだにも、幻視へのタブー視や拒否感を直接感じることが何度かありました。

私はもうそこから自由になっていると思っていたのに、それは錯覚だったのです。やっぱり臆病者から抜け出すことはできないんだなと思いました。

そんなときは、考えてはいけません。考えずに「えいやっ！」と跳ぶのです。

私は壇上で「今も幻視がある」と言いました。舞台で役を演ずるように、あっけらかんと軽やかに。

他人を演ずれば、言葉は喉でつまらずに無事に口から出てきます。一度言ってしまえば、喉につまっていた重いものは溶けるのです。恐れるようなことは起こりませんし、人はそのままに受け止めてくれるとわかります。不安のほとんどに実体はないのです。

不意に入り込む異物

幻視自体に罪はなく、もうそれほど恐れてもいません。ただ、調子のよいときにはあまり現れない幻視が頻繁に現れるときは、脳と体の不調を感じています。頭が思うように働かないときが増え、ミスが増え、体調は悪く、気分は優れず、外出のリスクは増します。参加したい会を欠席し、遊びにいくことも躊躇します。体が弱ると出てくる帯状疱疹のように、「進行」という言葉が勢力を増し、ピリピリと痛みを覚えます。それは避けたいのです。

さらに幻視は、制御不能、出没予測不能、判別不能という厄介な代物です。

以前、人の少ない有楽町駅の地下構内で、疾走する大きなネズミを見つけたことがあります。その瞬間「幻視?」と思いましたが、じっと見つめているうちに、角を曲がって姿を消しました。有楽町駅にネズミがいるだろうかと思ったのですが、走る幻視など見たことはないのできっと本物だなと思い、自分では納得していました。

でもそれを知人に話すと、目を丸くして「え〜、幻視でしょ〜」と否定されてしまいました。有楽町にだってネズミの一匹や二匹いそうな気がしますが、本物だったと確認する方法も証明する方法もありません。なんだ、病人の証言は圧倒的に不利じゃないかと、そのとき思いました(幻視か本物かは、写真を撮れば自分で確認できるのではないかと友人から言われたことがありますが、交通事故と同じで突然起こるので、ドライブレコーダー式でないと難しいかもしれません)。

この世界の中に「現実」としてふいに入り込む異物は、出ないでいてくれるのなら、出ないほうが楽なのです。なぜ脳がわざわざそんな余計な仕事をするのか、私にはわかりません。そんな異物とのつきあい方は、今もこれからも定まりそうにありません。

コントロールの内と外

同じ病気が進行した知人のように、いつか私もすべての幻視を現実と信じ切って、幻視に囲まれて生きていく日が来るのだろうかと考えることがあります。

「それはそれでいいじゃないか」とかっこよく開き直って見せる自分と、「いや、自分の世界は自分できっちり把握して、つねにその主でありたい」と鼻を膨らませる自分がいます。把握しようにも、幻視は最初からコントロールの外にあるというのに……。

五十代半ばともなれば、健康な人でもさまざまな能力の衰えていく年齢です。自分も親も年をとり、老化もまた、コントロールの及ばないものだと知らされる機会が増えました。誰もが老い衰えると決まっているのに、老化も突然現れた異邦人のように感じられ、つきあい方がまるでわかりません。

脳や体が衰えても自分の世界の手綱を自分で握り続けていたいという私の執着は、いつ、どんなふうに片が付くのでしょうか。ちっぽけな手綱など手放し、人に身を委ねて生きている人を見ると「この人にはかなわないな」と思います。

うーん、どっちだ？

「樋口さんはどんな介護を受けたいと思いますか？」

あるとき、壇上で質問されました。病気が進行した自分の姿を想像しようとした途端、私は凍りついてしまい、何も考えられなくなりました。不自然に長い沈黙の後、やっと出た言葉は、「考えたくありません」でした。質問者の困惑した顔が見えました。

ああ、こんなに大勢の人の前で、こんなにも簡単に、私の地はあらわになってしまうんだなと思いました。ふだんの自分とは違う人間になるために身につけているベレー帽もオレンジ色（認知症の啓蒙カラー）のストールも、私を覆い隠すことはできないのだと知りました。

私はいつも、何かと何かのあいだに引っかかって、何者にもなれずにいると感じます。そんな定まらない私を試すように、今日も虫が目の前を飛んで行きます。私はその一匹の虫を、「う〜ん。どっちだ」と、日々新たに見つめているのです。

III

時間と空間にさまよう

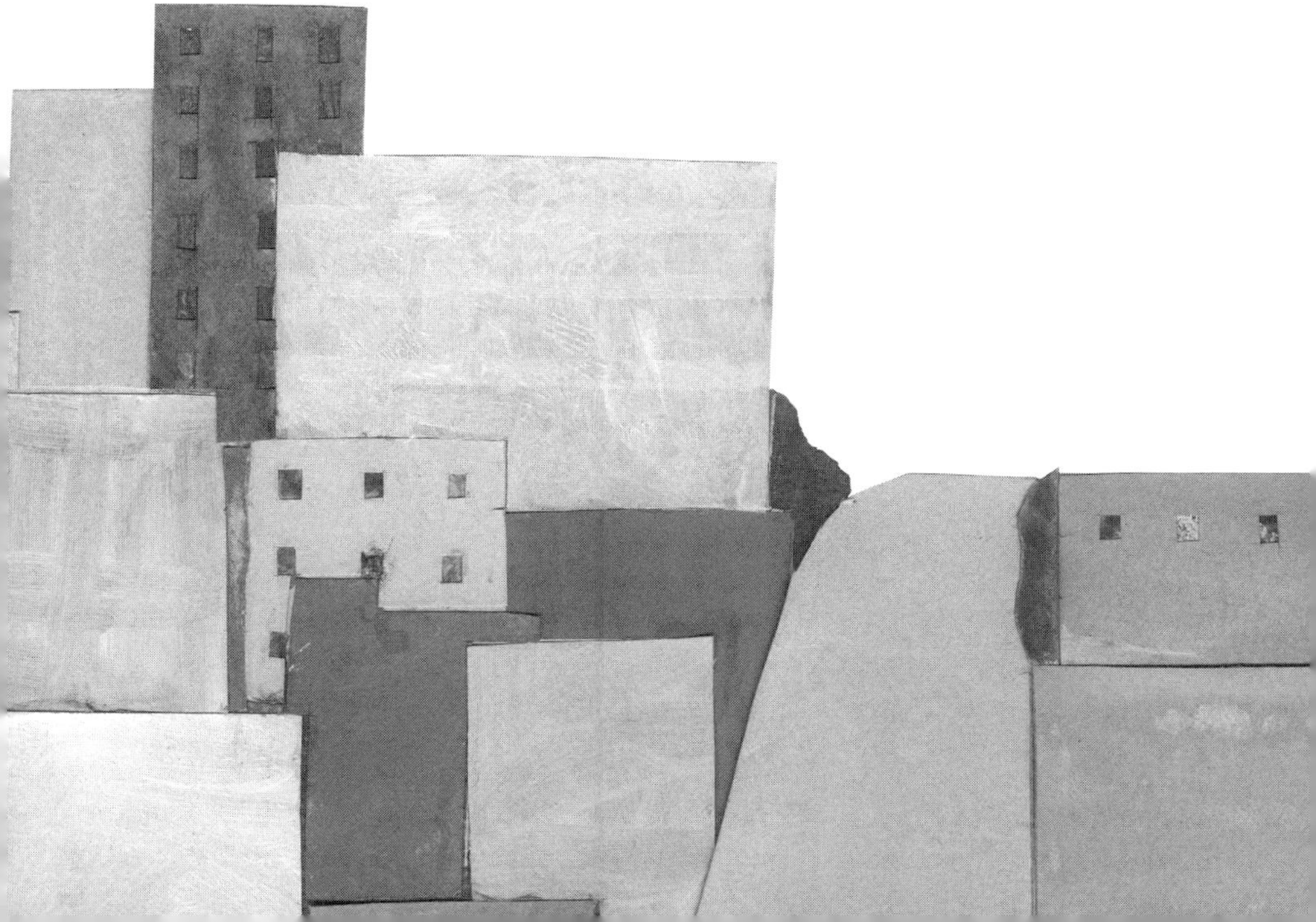

私が時間を見失っても

私はある一時期とても調子がよくなり、幻視も現れなくなっていました。それがとてもうれしく、当時上梓した拙著に「ほとんどの症状が消えた」と書きました。そのためか、その後何年間も「認知機能の低下はないんですよね？」と言われて言葉を失うことがよくありました。

いま日常生活でいちばん困っているのは、特定の名前すらない、特殊な「記憶障害」です。これは少し説明したくらいでは理解されません。認知症専門医からも「初めて聞いた」と驚かれる、時間にまつわる症状です。

時間とセットになったときにだけ現れる

私の症状の多くは、幻視と同じように、出たり消えたりします。しかし消えたと感じたことがないのは、嗅覚の低下と時間感覚の低下に伴う記憶障害です。

時間感覚の低下自体は、アルツハイマー病の方と似ています。私は毎朝起きるとまず電子時計を見て、自力ではわからない日と曜日を知り、月を確認します。次に予定を書き込んだカレンダーを見て、今日あること、今日するべきことを知ります。勤め先のない私のスケジュールはスカスカですが、「友人と会う」「不燃ゴミを捨てる」など、毎日の予定は、このカレンダーが頼りです。今日が週や月の初めか終わりかも、カレンダーを見なければわかりません。

朝確認してもじきに忘れますが、もう長年そうなので異常とも感じず、あまり困ってもいません。書類を書くときやスーパーで加工日を見るときには不便だと思いますが、スマホが瞬時に解決してくれます。ただ、人前で今が何月かがわからないときは、少し焦ります。「巨大鯉のぼりのニュースを見たから、五月だ！」というように思い出します。

医療職の方から「あぁ、認知症の見当識障害ですね」と言われたこともありますが、私が困っていることは見当識障害とは違うのです。それは時間とセットになったときにだけ現れます。

私には記憶をたぐるロープがない

私には、時間の遠近感、距離感がありません。来週も来月も半年後も、感覚的には、遠さの違いを感じません。過去も同じです。もちろん言葉の意味は理解できますが、感覚が伴わないのです。今からどのくらいの時間が経てば来週になるのか、来月が来るのか、見当がつきません。

見たことのない果物の名前を知っていても、大きさ、重さ、手触り、味、匂いが想像できないように、私には、過去から未来へと続いているはずの時間を感じることができないのです。時間を表す言葉は、意味を失っています。

時間の流れを考えるとき、私は、濃霧の中に一人で立っているような気がします。前に続くはずの未来も、後ろにあるはずの過去も濃い霧の中にあって見えないのです。霧の中には「ある」とわかっていますが、過去の出来事も未来の予定も自力では見えず、存在を感じることができません。いつも迷子でいるような、寄る辺のない感覚があります。

時間という一本の長いロープがあり、ロープには隙間なく思い出の写真がぶら下がっています。ロープをたぐり寄せると、写真は次々と手元に現れます。ロープには時間の目盛りがあり、人はその目盛りから一瞬でロープをたぐり、(遠くなるほど曖昧になるとはいえ)必要な記憶を自在に引っ張り出すことができます。

私には、そのロープがありません。

過去のある出来事をふと思い出し、「あれはいつのことだったんだろう」と考えるときは、そのときの会話、服装、風景、食べ物などを思い出します。そこから季節だけは推測できますが、何月かはわかりません。何年前かも明確にはわかりません。

手帳に書かれた単語を見れば、出来事は詳細に思い出せます。でも手帳や日記を見たり、人との会話やふとしたきっかけで思い出さない限り、過去の出来事は、存在していないかのように感じます。消えたわけではなく、思い出せないわけでもないのですが、濃霧のなかにあるものは、そこから引っ張り出さない限り、目には見えないのです。一時期は、過去の主な出来事をノートに書き出して時系列に把握しておこうとしましたが、うまくいかずやめました。

私を支えてくれるもの

それでも、「今」だけは唯一実感でき、把握できる。今日が何月何日何曜日かわからなくても、月初めか月末かがわからなくても、「今」、今日は、確実にここにあり、私は、そこに確かに存在している……。そう思えた時期もありますが、それも少しずつぼやけてきた気がします。

見えない未来を展望することはできず、将来の夢を描いたり、計画を立てることは難しいと感じます。時間配分ができなくなり、変動する体調も予測できないため、今、目の前にある一つの仕事(主に書くこと)をとにかく全力でするというシンプルな生活になりました(同時に複数のことをすると混乱します)。終わったら、次に目の前に現れた仕事に全力で取り組みます。それだけを繰り返して何年もが過ぎました。ただ耐久性に欠ける脳なので、書けた枚数はわずかです。

この自分が何なのか、私にはわかりません。これから先どうなっていくのかも。それでも今、目の前に私がするべき仕事があり、その仕事に力を尽くして取り組めることが、私を支え、私にエネルギーを注いでくれています。書くことが病気の脳を奮い立たせ、眠っていた細胞を叩き起こし、隅々《すみずみ》までフル回転させていると感じます。

「かんかん!」に連載していた二年半のあいだ、「週七日、午前中は原稿を書く」と決めていました。低気圧のときは脳も体も不調になってうまく書けず、好調な日でも集中して頭を使うとすぐ頭痛が起きたり、脳が腫れたような違和感が出て動かなくなってしまうからです。

そんなときには、脳を休めるために散歩に出ます。「若葉って、ここまで美しいものだっただろうか……」と日々驚いているあいだにも、咲く花は刻々と変わり、季節が移っていくのが見えます。

私が時間を見失っても、草花や木々は覚えていて、黙って毎日告げてくれます。それならこのままでいいやと思いながら、私は春の風のなかを歩いていました。

指輪の埋まった砂漠を進め！

最初に時間の距離感覚の異変に気づいたのは、レビー小体型認知症と診断されたころ。切り抜き忘れた新聞の記事を探したときでした。「最近」とはわかっても、いつかが思い出せず、七日前、六日前、五日前とたどってきて、前日の新聞にその記事を見つけたとき、初めて自分の時間感覚がおかしくなっていることに気づきました。

それでも診断後数年間は、不便を感じる場面はそれほど多くありませんでした。仕事もせず自宅でひっそりと暮らす生活には、手帳すらいらなかったのです。

ただある年、十二月に入っても気忙《きぜわ》しさをまったく感じない自分に驚きました。毎年師走に入ってから年が明けるまでは、追い立てられるような気分で過ごしていたからです。

その翌年には、大晦日も元日も平日と同じ感覚になりました。

年の瀬という感慨が皆無のまま「今年は、いったいどういう年だったんだろう？」と思い、一月から順に出来事を振り返ろうとしました。でも一月から三月まで何ひとつ思い浮かばず、ぞっとし

に思っていたのです。

て止めました。

「これは、記憶障害じゃないか⁉」

それまで私は、「時間感覚がおかしいだけで、記憶はできるから、私に記憶障害はない」と呑気に思っていたのです。

繰り返し受けている認知機能検査では、直前にスマホを見て月日を覚えるのでいつも正解。この検査で苦労するのは「100－7」の引き算だけで、「桜、猫、電車」など、問題と答えはすべて記憶しています。

砂漠で指輪を探すような

私の脳機能は、体調と同期します。体調が悪くなれば脳は働きません。それでも記憶力が人より悪いという自覚は、長年ありありませんでした。

「それはいつのことですか?」という質問が出ない限り、私の記憶がおかしいことは、(家族以外)誰にも気づかれなかったのです。

ただ、スケジュールは覚えられません。砂漠の真ん中で「ここに指輪、あそこに金貨を埋めた」と言われても覚えようがないように、今週も来週も来月も、いつ何があるのかがわかりません。何月何日という数字は、覚えようと思えば覚えられますが、意味のない記号に感じ、把握している気がせず、忘れてしまいます。常夏の国のように、七月一日も十二月一日も変わりないからです。

たまたま大事な用事が毎週続いたある月は、スケジュール管理に行きづまりました。各イベントの時間的な前後関係も、それにともなう事務的な手続きがどこまで進んだのかも、全部ごちゃ混ぜです。そうした作業を代行してくれる人もいませんから、自分でやっています。間違えないように作業表をつくってみたり、いろいろ試しましたが、うまくいきません。いつも混乱し、不安を抱え、疲れ果ててしまいました。

家族も「(用事は週一回しかなく準備も単純なのに)何がそんなに大変なの?」と、きょとんとしていました。週五日働き、いくつものプロジェクトを同時にこなす人たちは、今の私には超人なのです。

メモやキッチンタイマーで自衛

自分の時間感覚で外出の準備をして遅刻したことが二回続いた後は、家を出るまでのスケジュールを細かく紙に書くようになりました。電車に乗る時間、家を出る時間、戸締まりの時間、身支度を始める時間、と書き出して、それを見ながら準備をします。そうしないと、時間の逆算は間違えますし、まだあるはずの時間はいつの間にか消えています。

ある日、また遅刻しました。理由はまったくわかりません。予定の電車に乗り、道にも迷わず目的地に着いたのです。時間をこっそり盗み取られている気がしました。

私は一八時を八時と思い込んだり、開始時間を間違えるなど、時間に限ってはよく勘違いをします。五〇分後は何時になるかといった計算も難しいと感じます。

講演をするときは、常に大きなキッチンタイマーを持参します。話し始めるときにスタートボタンを押し、何分話したかを確認しています。逆にカウントダウン式では頭が混乱して、わからなくなってしまいます。

一度キッチンタイマーを家に置き忘れてとても困りました。一三時一〇分から四〇分間といわれても、時計では途中から訳がわからなくなってしまいます。次からは持ち物リストをつくり、忘れ物はなくなりました。

「私は困っています」と声を上げよう

人前ではしっかりしていなければいけない、頼まれた仕事はミスなくやらなければいけないとつねに思ってきましたが、目がよく見えないのに見えるふりをして走っているような危うさ、ぎこちなさを自覚しています。

別に時間感覚のことを隠してきたわけではありません。ただこの症状は簡単には理解してもらえませんから、説明に時間をさくことは諦め、ほとんど人に話してきませんでした。すると「幻視や自律神経症状以外に困りごとはないんですよね」と言われることが増え、自分で自分の首を絞めていることに気づきました。

「私は困っています」と言うことは勇気がいります。懸命に言葉にしてみたところで「そんなこと私にだってある」「そうは見えない」と言われてしまうのです。話す姿だけを見て「何も問題ないじゃないか」と医療者から一方的に決めつけられたりもしました。

全力で集中していてもミスは出ます。おかしな言動をすれば、自分では何が変なのかがわからなくても、周囲の反応から伝わります。何も言われなくても、いえ、何も言われないからこそ、よけい堪《こた》えるのです。

病気で聴力を徐々に失った方が、「完全に聞こえなくなったときよりも、完全には聞き取れない難聴のときのほうが苦しかった」と話されるのを聞きました。

できないことよりもできることのほうが遥かに多いから楽だ、ということはありません。若くして脳の病気を発症し、職場でミスを繰り返し、追い込まれていく苦しみは深刻です。脳の病気になっても障害をもっても働き続けられる工夫や知恵を集め、共有できたらどれほど楽になるでしょう。そうやって働き続けている仲間たちも徐々に増えてきているのです。

美しい糸で編まれてゆく時間

時間感覚が低下して起こったことは、特殊な記憶障害だけではありませんでした。それは私の感情や性格をも変えました。

懐かしい友人と会う約束をし、「あと三週間だね。わくわくする」という連絡をもらったときです。うれしさよりもまず不安を感じました。友人と会えることは、もちろんうれしいです。でも、突然現れた「三週間」という言葉が、私の頭を占拠しています。

「え、三週間？　三週間ってどのくらいの長さ？」

脳は焦り、困惑し、再会を思い描くところに行き着きません。

それなら時間のことなど脇に置いて、ただ再会の場面だけを想像すればいいじゃないかと自分でも思うのですが、それも難しいのです。濃霧のなかの未来を思い描こうとしても、具体的な像を構成できないと感じます。透明なキャンバスに絵を描こうとするような、つかみどころのなさです。

「○○があったのはいつ？」と過去のことを自力で思い出そうとすると、いつも脳をギューっと締めつけられるような不快感や苦しさを感じて疲れてしまいます。未来を想像するときは頭の締めつけ感はないのですが、自分でもなぜうまくいかないのか理解できず途方に暮れます。解けない方程式を解いているようです。そこに生き生きとした感情は生まれません。病気が進行して、感情が平坦になってしまったのかと青ざめたこともありました。

なぜ別れ際が寂しくないか

その後、まめな友人から「あと半月」「あと一週間」と言われても同じでした。「だんだん近づく」という感覚は、スコンと抜け落ちています。前日の朝、カレンダーを見たとき、初めて「わぁ、明日なんだ。もうすぐだ！」と心が躍りはじめました（カレンダーは毎日何度も見ているのに、朝「おぉ、今日は今月最後の日なのか！」「今日から月が変わったんだ！」と驚くことがよくあります）。

そして当日。「わ〜、久しぶり〜！」……とは感じないのです、まったく。もちろんうれしいのですが、「ついこの前も会ったね」と言われれば、そのまま信じてしまいそうです。気心の知れた旧友とは、会った瞬間に時間を飛び越える感覚は以前からありました。今はそれがどんな人にも起こります。

「またね」と別れるときにも、寂しさを感じなくなりました。次に会えるまでの時間の長さを思い浮かべることがないからです。昔から人との別れが苦手だった私は消えました。別れ際のウェットな私を知っている友人たちは、奇妙に感じるでしょう。

時間は時計のようには進まない

今、特定の人を思い出すとき、その人と前回会ったのがいつだったのかを思い出すことはできません。たとえ数年間会っていなかったとしても、長く会えずにいるという気がしません。今の気持ちは、最後に会ったときと何も変わっていないように感じます。「長く会わず、疎遠になってしまった」とも思わず、「ずっと会えないから寂しい」という感じも、あまりないのです。特に親しい人たちとは、ついこの前も会ったような感覚でいます。

それは、若いころに死別した友人に抱く感情ともちょっと似ています。亡くなって一〇年くらい経ったころ、生きているか死んでいるかはあまり意味がないことだと思うようになりました。同じ年数会わないでいる知り合いはたくさんいます。毎年毎年思い出す故人は、彼らよりも身近にいます。そこには、時計が刻むのとは違う時間があります。

「時間と記憶」は「ロープと写真」のようだと一時は思いました。でも、こんなふうに考えていくと、時間はまっすぐでもなければ、一方向に流れるだけでもないなと気づきます。

人間の時間は、記憶と切り離すことができません。それは、無数の糸が繊細に複雑につながり合い、どこまでも広がる網のようです。伸びたり、縮んだり、うねったり、ねじれたりしながら、いつも新しい結びつきが生まれ、生き物のように変化し続けているように見えます。

私の手にしている時間は、私が誕生してから死ぬまでの限られた短い期間です。でもそれは数え切れない他者の時間と複雑に結びついていて、私の時間が終了しても、この網は、途切れることなく広がり続けていくのだと感じます。

脳の故障で濃霧がかかり、私からこの時間の網はよく見えません。でもこの網は、たぶん安全なのです。「見えないと大変。困ったことが起こる」と考えると、不安にも心細くもなります。でも、故人も含めて無数の人やものや出来事と（意識にはのぼらなくても）つながっているのなら、そこから転がり落ちるような怖い目には遭わない気がします。私はたぶん、その上に身を委ねていればいいのです。

「忘れた」と記憶障害は違う

若年性アルツハイマー病の友人、丹野智文さんから、こんなエピソードを聞いたことがあります。丹野さんは、なんでも忘れるわけではないのですが、ある朝、自分でコーヒーを淹れたことを忘れて、奥さんにお礼を言ったそうです。

「いいよ～。……でも、淹れたのはあなたなんだけどね」

奥さんが無邪気に笑いながら言うので、丹野さんも笑顔になれたと。

じつは、私にも似た経験があります。

夜遅く帰宅した夫のために、急いで夕飯を温め直していたときです。食卓を整えていると、チンと電子レンジが鳴りました。夫が、自分でおかずの一品を温め直してくれたのだと思い「ありがとう」と言うと、夫は「え、ぼくじゃないよ」と言います。

「誰でも無意識にすることは忘れるんだよ」と夫。私は納得せず、忘れたのは夫のほうではないかと言いましたが、否定されました。

このとき、記憶障害と「忘れた」は異質だと、私は思いました。「忘れた」のではなく、その「時間」が、存在していないのです。映画のフィルムの一部分を切り取ってしまったように。「あったか、なかったか、よくわからない」のではありません。「そんなことは絶対になかった!」と確信を持って言えるのです。

だから、健康な人の「忘れる」を基準に対応しても無効です。何度も言えば忘れない、本人が努力さえすれば忘れない、叱咤激励すれば思い出す……ということはないでしょう。

でも多くの場合、巧妙に時間を盗み取られた「被害者」が周囲から責任を追及され、「加害者」扱いされてしまいます。すべての訴えは「症状」として片づけられ、「病識がない」というラベルを貼られるのです。

美しい修復作業

先ほど私は「時間の網に身を委ねていればいい」と書きましたが、アルツハイマー病を患うと、網には日々小さな穴が空き続けるのですから、そんな気楽なことは言えません。その困惑、不便さ、不安は、想像を超えています(それでも若年性アルツハイマー病の友人たちは、メモやノートを駆使して会社勤めや講演活動を続けています）。

高齢で病気の進んだ方が、タイムトラベルをするように年齢を変え、その時代にすっかり戻ることがあります。胃ろうからの適切な薬物治療で終末期の状態から劇的に回復された九十代の女性（レビー小体型認知症）が、「家に帰りたい。帰って母を手伝いたい」と明確に話される動画を見たときは胸が詰まりました。初恋の話をする「二〇歳」のおばあさんの恥じらいを見たときには、人間って、なんて不思議で、素敵なんだろうと思いました。

網の穴が広がって、危険が身に迫ると、とても古い、けれども最も美しい糸（時間と記憶）がスルスルと寄り集まって、穴をふさいでくれているかのようです。

異界に迷い込むとき

それは、いつもふいに訪れます。

問題のない体調、悪くない気分。体と脳が低調になりやすい雨の日ですらありません。そんな何気ない日常のなかで、突然、頭上に落ちてくる宇宙船のように……。

ぼんやり歩けない理由

ある日、私は二か月に一度ずつ、もう何年も通っている病院に向かっていました。「パン屋を通り越したら左折」。それが、毎回意識的に確認する目印です。

自分の方向や場所の感覚は信用ならないと思うようになったときから、道を曲がるときは、目印を覚えるのが癖になりました。曲がるたびに、そこに何があったかを記憶します。「コンビニを右に見ながら右折」とか。

意識さえすれば、記憶することは難しくありません。その目印を思い出せば、帰路で困ったことはあまりありません。

ただ、意識しなければ記憶には残りません。だから、ぼんやり歩くということはなくなりました。慣れない場所を歩くときは、直進のときでもあちこち観察し、記憶しようとし続けています。人に連れられて歩くと、そういうことを一切しないので、「なんて楽なんだ！」と驚きます。

「認知症の人は疲れやすい」といいますが、私も極端に疲れやすくなりました。私の病気に特有の自律神経症状が、主な原因だと考えています。でも、落ちた能力を補おうと、脳が休みなく働き続けていることも原因の一つかもしれないと、そんなとき気づきます。

初めてのミステリーツアー

さて、病院に行くために、いつものように「パン屋を左折」したときです。細い道の入り口には、見慣れた赤い選挙ポスターが何枚も貼ってありました。でもその先に見える家は、見慣れないものでした。

――え？　二か月で新しい家が建った？　前回、建築中だったたっけ？

建築中の家を見た記憶を引き出せないまま進んでいくと、どうも風景が違うのです。

――どの家にも見覚えがない気がする。このへんに米屋があったはずなのに……。なぜ？

また何か、理由のわからないヘマをしたのだろうかという不安が頭をもたげます。

――でも、たしかにパン屋を左折したのだから、道を間違えるはずがない。

見た記憶のある家は現れず、進めば進むほど戸惑いは膨らみ、自信は薄れていきます。すると目の前に、見たこともない寂れた景色が現れました。曇ったのか、急に暗くなったようにも感じました。

――違う！　こんな道、通ったことない。

間違いに気づくと同時に、自分自身にぞっとしました。

――どこで間違ったんだろう。ほかに左折する道なんてあっただろうか？　なぜ間違ったんだろう。

確認したつもりでぼんやりしていた？　いや、それはない。パン屋が移動した？　建物ごと？

それもない。

あれこれ真剣に考えながら引き返し、三叉路まで戻ると、目の前にパン屋が現れ、その道が正しい道だったことを示していました。

――これは何？　症状？　こんな症状がある？

信じがたい思いのままふたたび同じ道を引き返しました。その道は通い慣れたいつもの道でした。ついさっき見た風景とはまったく違う見慣れた街並みが、病院まで続いていたのです。これは初めての体験でした。

突然大地が揺れ、世界が変わる

「ただの勘違いでしょ？」と言われることがあります。「私も同じようなことがあるよ」も、友人たちからよく聞く言葉です。自分でもどこまでが五十代相応の勘違いや物忘れで、どこからがレビー小体病特有の注意障害やその他の症状なのか、わからないことがあります。ただ、自分でも理解できないとんでもない勘違いやミスが、私の生活のなかには、ときおり前触れなく起こります。

自分の居る場所が突然わからなくなるという経験は、これが初めてではありません。以前にも何度もあります。原因は一つではなく、「わからなくなり方」もさまざまです。

あるとき近所の図書館に行こうとして道を曲がった瞬間、風景は変わらないのに、自分がどこにいるのかまったくわからなくなりました。

――図書館はどっち？　この道はどこに続いているの？　そもそもこの街は、いったいどうなっているんだ？

街の地図は、私の頭から完全に消え失せていました。あわててあたりを見渡すと、街並みは同じように見えてどこか違っています。見え方がなにか変なのです。時空がひずんでいるような、異次元に入り込んだような……。めまいはしていないのに、頭がグラグラするように感じました。

さっきまで確かにあった世界は消えてしまった。いま自分がいる世界、空間がどこから来たものなのか、なぜここにあるのか、まったくわからない。私は足がすくみました。

自分がいる世界を現実のものとして感じられないとき、自分自身の存在も揺らぎ、不確かになります。不動のはずの大地が突然、怒り狂ったように揺れたときに受けた感覚に少し似ています。

それは感覚的には長かったのですが、分単位ではなく秒単位の出来事でした。異界はすっと元の街に戻り、何事もなかったかのようにそこに存在したのです。私はそのまま何の問題もなく図書館へ行き、自宅に戻りました。

地図が地図でなくなるとき

もっとも早くから起こり、年々頻度が高くなっているのは、地図が突然わからなくなることです。友人たちと会う約束をして銀座の裏通りを一人で歩いていました。初めて通る道でしたが、もらった紙の地図を片手に、順調に店の近くまで来ました。「よし。ここで右折だ」と曲がった瞬間、自分がその地図のなかのどこにいるのか、どの道をどの方向に歩いてきたのかがわからなくなりました。

——そんなバカなことはない。今までこの地図を見ながら歩いてきたじゃないか。落ち着け！

地図を凝視しました。初めて見た、知らない街の地図に見えます。地図と目の前の風景が合致しません。

——このなかのどこに私はいる?

初めての経験でした。「わからない。だめだ。もうたどり着けない……」。病気が進行しているのだと思いました。情けない。怖い。悲しい。しゃがみ込んで泣きたくなりました。

でも、うずくまって泣いたところで何が改善するでしょう。気をとり直し、近くにいた人に地図を見せて尋ね、店にたどり着くことができました。

今よりも地図が読めるつもりでいたころでも、目の前の地図を一八〇度回転させると、何が何だかわからなくなるということはしばしば起こりました。私の脳は、頭の中で画像をクルリと回すという初級回転技に失敗するのです。そんなとき、焦って地図を読み解こうとすればするほど脳は混乱します。そして、凍える雨のなかに捨てられた子犬のような気分になるのでした。

スマホ＋人に頼る作戦

ある会合では、会場までの単純な略図を主催者からメールで受け取っていました。地下鉄の駅を出ると、その略図が自分から見て上下逆さまだとわかり、スマホを逆さに持ち変えました。ところが画面は、起き上がりこぼしのようにクルンと回転して元に戻ってしまいます。

心臓がドキンとしました。「またわからなくなる！」と瞬間的に思うのです。「落ち着け。大丈夫だ」。でも上下が逆さまというだけで、すでにオドオドしています。「大丈夫。難しくない。一八〇度回転させるのだから、右折は左折になるはずだ。左折ならこの道のはずだ」と考えるのですが、なぜか目の前の風景と略図は違うものに見えて、どうしても自分の判断に自信が持てず、結局、人に尋ねました。

でも街で頻繁に人に道を尋ねていると、世の中にはなんて親切な人が多いのだろうと驚きます。自分もわからないからと、即座にスマホで調べてくれる若いサラリーマンがいたり、途中まで一緒に歩いて案内してくれる女性がいたり。「わからなくなることも、悪いことばっかりじゃないんだなぁ」と思えます。

今は、どこに行くにも必ずスマホの地図機能を使って移動しています。その場でオタオタしないように、目的地の住所は自宅で調べ、入力しておきます。

スマホというのは、脳に機能障害がある人のためにあるような道具です。自分が地図上のどこにいるのか、丸印で示してくれるなんて、夢のようではありませんか。

スマホの地図も地図ですから、ときどきわからなくなりますが、問題ありません。一〇メートルくらい歩けばいいのです。すると自分のいる場所を示す青い丸がズズズっと移動するので、移動した方向と目的地の印を見比べて、「あ、逆だ」「もっと上だ」「下だ」と、進むべき方向がわかります。

スマホの地図機能は複雑です。私は最低限の機能しか使えず、いまだに数多くの便利な機能が眠ったままです。それでも、青い丸が目的地の印に近付いていることだけを確認しながら進み、ときどき親切な通行人に話しかければ、一人でどんな場所にも行くことができます。ただ大きな駅の構内だけは別で、スマホを見ても自分がどこにいるのかわかりません。電車を降りてから駅の外に脱出するまでの長い道のりでは、たくさんの人に方向を聞きまくります。

誰の何の助けもなくスタスタと歩き最短時間で到着するのも、スマホや人に助けられながらたどり着くのも、「目的地に到達する」という意味では同じです。何の違いがあるでしょう。

お出掛けは戦闘服で

「地図を頭の中でクルリと回すことによく失敗する」。このちょっとした脳の不具合は、その後、思わぬ展開と発見につながっていきました。

あるとき、駅の構内で矢印を見たとき、「なぜ天井を指しているのだろう」と思いました。

――誰が、なぜ、どうやって天井に行くのだろう。

不思議に思い、立ち止まって考えました。

――天井になど行けない。この矢印は、何を意味しているのだろう。

こんな矢印を以前、見たことがあるだろうかと考えました。

――あぁ、そうか。この矢印は九〇度傾けるんだ。真っ直ぐ進めという意味だ！

脳が長年、黙って、瞬時にし続けてきた作業に気づいた瞬間でした。

――脳って、そんなことをしていたのか！

脳の仕事に感動し、自分の発見に興奮しました。

新しい症状の出現には衝撃を受けることのほうが多いのですが、脳の知られざる働きに驚き、発見を喜ぶこともあります。脳の機能は、それが機能しなくなったときにしか気づけません。

その意味で、脳に機能障害のある人たちは、もっと脳の研究に役立てるだろうにと思っています。役立つことができれば、私ならしあわせです。

矢印は天敵

今でも直進を示す矢印は、天井を指しているように見えます。でも「天井を指す矢印＝直進」とわかっているので、困りません。右と左を指す矢印も問題なく理解できます。

困るのは、斜めを向く矢印や釣り針型の矢印です。これも九〇度傾ければいいのだろうとは思うのです。しかし複雑に入り組んだ駅の構内では、たくさんの通路と矢印が、どうしてもつながりません。人もあふれ、店もぎっしり並んでいるような所ではなおさら。人も店も消え、通路だけになればわかるような気もします。でも一人で考えて疲れて具合が悪くなる前に、さっさと人に尋ねます。

三次元を無理に二次元で描くのなら、床に矢印を描くとか、通路の真ん中に立てた柱から全方向に矢印を突き出せばいいのになと思います。視覚障害のある方にもそのほうがわかりやすくはないでしょうか？

いま矢印は天敵です。大きな駅の構内で、数え切れないほど現れる矢印は不協和音のように私に迫ってきます。余力のある「行き」はまだよいのです。用事を済ませて疲れて帰るとき、大きな駅は脳の不具合を起こしやすい場所です。突然聴覚過敏が起こったり、気分が悪くなったり、意識がもうろうとすることがあるので注意が必要です。

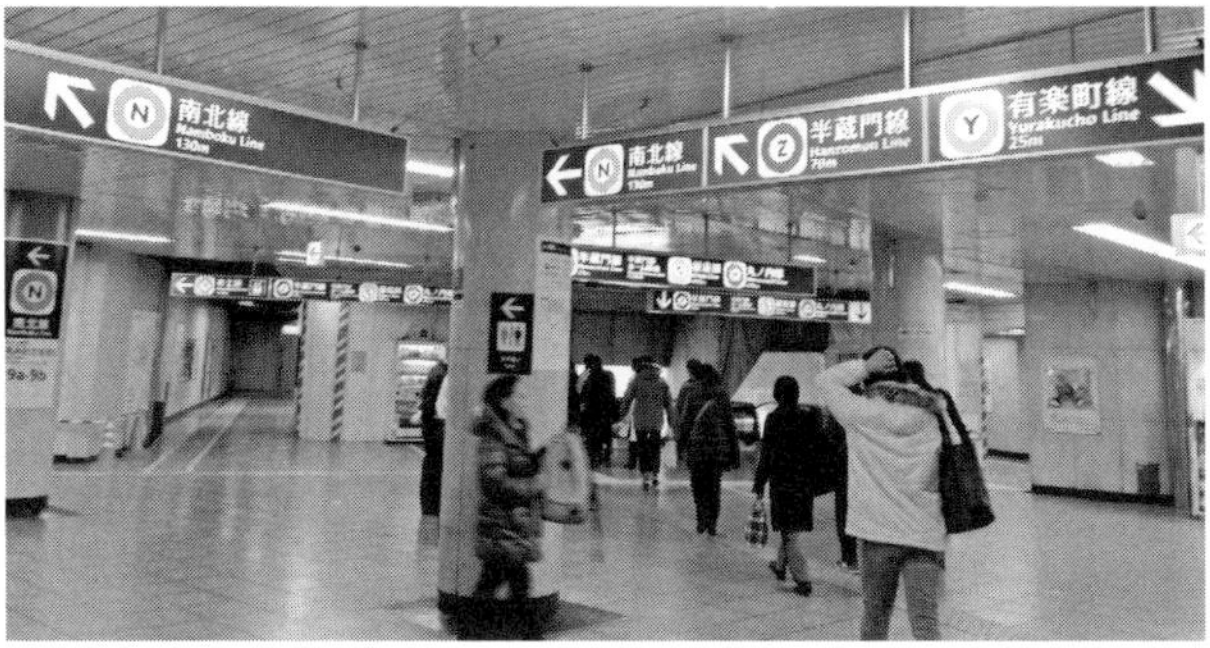

永田町で矢印に飲み込まれ

矢印だけでなく、すべての案内表示の見え方が突然変わったこともあります。

私は地下鉄永田町駅で、有楽町線から半蔵門線に乗り換えようとしていました。この駅には、三種類の地下鉄が乗り入れ、他駅への連絡通路もあります。それでもこの駅には慣れていて、ふだんなら難なく乗り換え可能です。その永田町駅をさまようことになりました。

ふだんどおり電車から降り、いつものようにホーム端からエスカレーターに乗り、コンコースに出ました。

ふと表示を見上げた瞬間、矢印、文字、色付きの丸いマークなど、すべての案内表示が、数え切れない矢のように私の目に突き刺さってきたと感じました。あらゆる表示が、まったく等しい重みと勢いを持って、脈絡なく目になだれ込んでくるのです。

それが表示だということはわかっていました。ただ迫りくる勢いと量に圧倒され、それぞれが何を意味しているのか、どこに案内しているのかはわかりませんでした。表示の洪水に飲み込まれ、頭がクラクラし、体はなぎ倒されそうです。

何が何だかわからないままに「あぁ、この矢印かも……」とすがるように進んだ通路は、まったく違う方向でした。なぜそんなほうに行ったのか、後で考えると不思議です。でも溺れながらつかんだ藁はそちらを指し示していると、そのときには思ったのです。

この後しばらくは、電車に乗ることを怖いと感じました。滅多にないことで、永田町駅で起こったのもこの一回だけです。後日、現場の写真を撮ったとき、表示の小ささに驚きました。なぜ私の脳は、これを洪水と認識したのか……。脳が誤作動を起こすと、見え方や聞こえ方は、まるで違うものになってしまうのです。

渋谷では光と音に襲われて

似たことは、夜の渋谷でも起きました。

ＮＨＫの「認知症キャンペーン」の打ち上げ会に声をかけていただいて、夜、渋谷駅のすぐ近くの中華料理屋に向かっていたときです。迷路のような渋谷駅の構内を、迷いに迷った末にやっとのことで外に出られました。外気を吸って、ほっと一息つくはずでした。

しかし、頭上には巨大スクリーンがいくつも迫り、それぞれが違う映像を映し、違う音声、音楽を放《はな》っていました。その全部が私の目と耳にいっせいに飛び込み、殴られたような苦痛を感じました。

全方向から迫ってくる騒音、音楽、声、まぶしいスクリーン、ネオン、チカチカ点滅する電光掲示板、車のライト、信号機の光、店の照明……。何もかもが破壊的です。音は大きすぎ、光はまぶしすぎ、すべてが痛みに変わります。

――だめだ！　やっぱり夜の外出なんて、私には無理なんだ。無理して来るんじゃなかった。戻ろう。

でも自宅は遠く、こんな状態では、無事に帰り着けるとも思えません。私は覚悟して歩き出し、何度も人に道を聞きながら、店にたどり着きました。店に入ってすぐへたり込み、息を切らしていました。心配する周囲に「大丈夫です」と言って、しばらく一人でじっと耐えていました。

やがて落ち着き、懐かしい方々と楽しく話していると、どんどん元気になっていきます。しかしあまり遅くなると体調が悪くなるので中座し、帰り道は若い男性が駅まで送ってくれました。いろいろ話しながら帰るそのときは、街は普通の街でした。かなり賑やかでまぶしくはあっても、苦痛ではないことを不思議に思いました。心配して送ってくれた男性も「なんだ。全然問題ないじゃないか」と思ったでしょう。

精神は脳の主？

疲れとストレスが引き金になったと思われる渋谷での出来事は、気をつけてさえいれば、滅多に起こりません。でもいつ、どこで、どんな異変が起こるかわからないことが厄介です。血圧の急降下など、レビー小体病特有の自律神経症状もあります。

冷房や寒さに弱い。気圧の低下や寒暖の落差でぐったりする。疲れやすく、疲れると頭がもうろうとしやすい。立ちくらみや頭痛は頻繁で耳鳴りは毎日。帰宅時間が遅いと寝付けなくなる。食後は急激な血圧低下を起こしやすい。午後は横になって三〇分くらい休みたい……。

まぁ、赤ちゃんが外出するようなものです。ほかにも理由は多々ありますが、遠い所に行くときは、「無事に帰って来られるのか」と、いつも思います。冷房に備えて真夏でもハイソックスをはき、大きなバッグには、防寒用の衣類やら飲み水やら詰め込み、戦闘モードで出立《しゅったつ》です。遊びにいくときですら、道中はスリルであふれています。

こんな事情を一言で説明することもできず、かといって話さなければ想像もしてもらえず、以前はよくドタキャンをしたり、困ったことになっていました。

今はそんな軟弱な脳と体ともうまくつきあえるようになり、かなりのところ、うまくやっています。いつしか電車の優先席に行き、いちばん元気そうな人に「席を譲っていただけますか」と言えるまでになりました。予想もしなかった進化です。病気とつきあいはじめてから、私の精神は丈夫になっただけでなく、より健康に、自由になったと自覚しています。

精神は、脳の主かもしれません。実際、体調が悪いときでも、人前ではシャキッとしていられます。やりがいのある大切な仕事に立ち向かうときは、脳が最速で働き始めます。親しい人と楽しく過ごしているときは、症状も出にくくなり、体調もよくなります。生きがいのある生活のなかで、仲間と四六時中、楽しく大笑いしていれば、症状など出る間もなく、絶好調の毎日が続くのではないかと真面目に夢想しています。

Ⅳ

記憶という名のブラックボックス

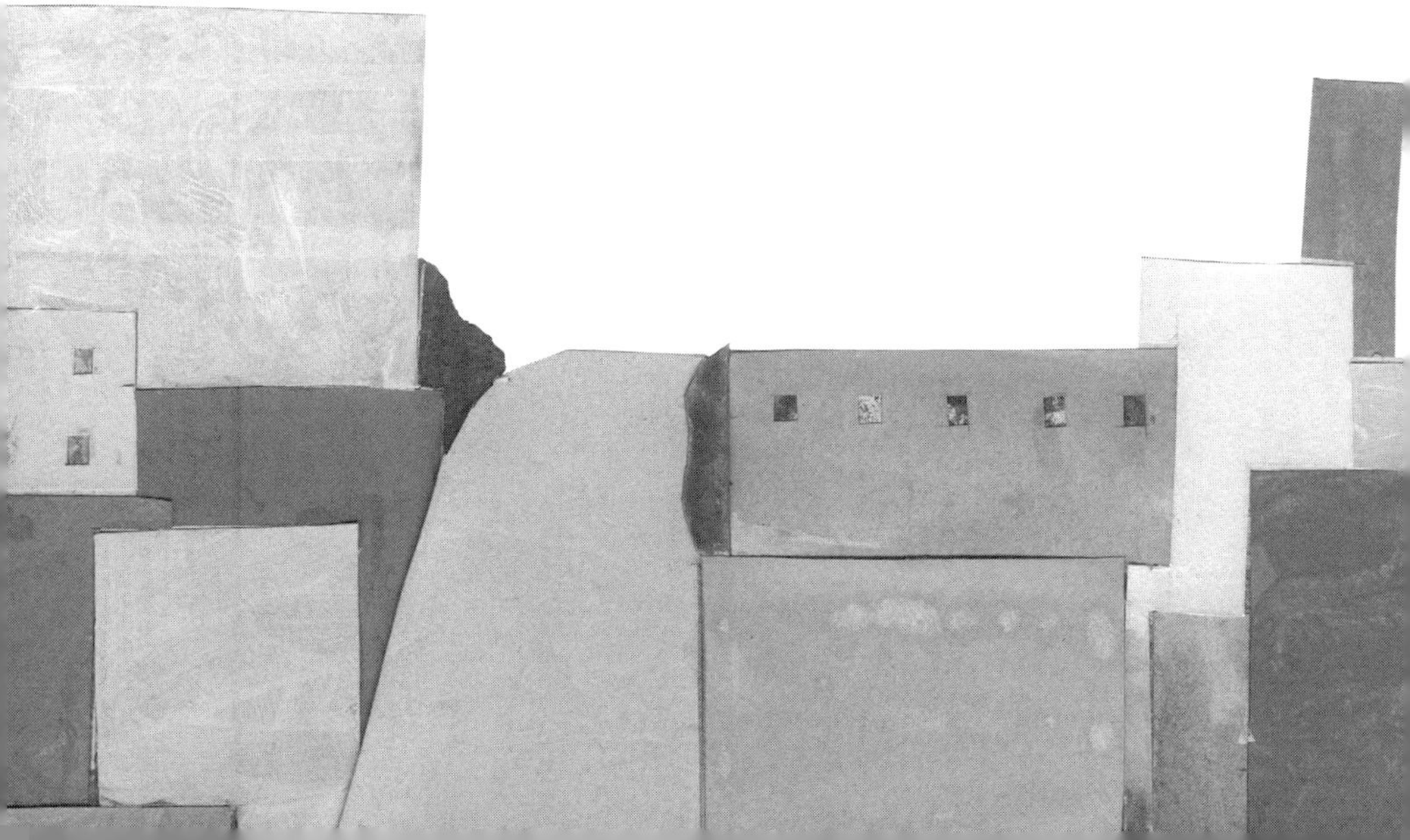

扉を閉めると存在が消える

「どうして樋口さんは原稿を見ずに講演ができるんですか？　認知症当事者の方はみなさん、原稿を読みますよね」

認知症番組を企画中というディレクターの方からこう質問されたことがあります。私は「認知症といっても、病気（原因）によって症状が違います。私にはアルツハイマー病の記憶障害はありません」と答えたのですが、それも説明不足だったと気づく出来事がありました。

延々と続く猛暑にぐったりしていたある夜、長年使った冷蔵庫が力尽きるという事件がありました。翌朝、開店と同時に電気店に駆け込み、冷蔵庫売り場に着いてびっくりしました。立ち並ぶ最新の冷蔵庫には、洋服ダンスのように引き出しがたくさんついています。「これじゃ、どこに何があるか、わかるわけがないじゃないか」と思い、ドアが三つの冷蔵庫を探しました。

この冷蔵庫事件をＳＮＳに投稿すると、アルツハイマー病の夫を持つ友人がコメントをくれました。「我が家では、夫のことを考えて、機能よりも引き出しの数の少なさを優先しました」。そのとき気づきました。私は自分の記憶障害を正しく把握していなかったのです。

薬を飲んだかどうかを忘れる、歯を磨いたかどうかを忘れるくらいは日常的にありますが、食事をしたとか、どこかに行ったという出来事の記憶が丸ごと消えたことはありません。だから私には記憶障害はないと長年思い込んできました。でも、私にもどうしても覚えられないことがいくつかあります。スケジュールなど時間に関係することはつねにダメです。七月や九月に真夏の暑さになると、そのたびに八月と間違えて一人であわててしまいます。そして、場所や物に関することが苦手です。

何パックも並んだ牛乳

メモなしに食品の買い物ができなくなったのがいつからなのか、今となってはわかりません。台所にはつねにメモ用紙があり、足りないものに気づくと即座に書きます。たまにそのメモを置き忘れて買い物に行くと、困ったことになります。冷蔵庫の中にあったものを思い出そうと意識を集中すると、頭に不快な違和感や疲労感を覚えて、すぐ嫌になります。「うう、わからない。牛乳はなかったような気がする……」と、いつの記憶かわからない記憶を頼りに買い物をして帰ると、ないはずのものがなぜかいつもあり、何パックも並んだ牛乳を見てぞっとするのです。

メモを見ながらの買い物は習慣化しているので、それが当たり前になっていたのですが、八十代半ばの義母が、メモなど持たずに買い物に行くのを見て衝撃を受けました。その後、スーパーで観察してみると、確かにメモを片手に持って買い物をしている五十代は、私くらいなものでした。

冷蔵庫でも戸棚でもタンスでも鍋の蓋でも、一度閉じるとその中にある物の存在が、私の頭の中からすーっと消えてしまうのです。

扉を閉めるだけで、なぜ手品のように頭から消えるのか……。自分でもタネがわかりませんが、「記憶が消える」のではなく「意識から消える」と自分では感じます。なぜなら扉を開いて中を見ると、買った記憶やしまった記憶が蘇るからです。ただそれが、いつのことかという時間の記憶はありません。

扉を閉じて視界から消えると同時に、脳がプイとそっぽを向いて、「もう自分とは関係ないし、そこに何があるかなんて知ったこっちゃないよ」と監督責任を勝手に放棄しているような気がします。記憶はどこかにちゃんと保管されているのですが、その保管場所まで行って、その記憶を選んで運び出してくるという作業を脳がしないのです。自分の意志で保管場所まで行きたいと思っても、脳は私の気持ちや考えを無視して協力しようとしません。言うことをきかない脳と闘いつつ無理に思い出そうとすると、脳に不快感を覚えて、すぐ疲れてしまうのです。

結果としては忘れてしまうのですから、「認知症の記憶障害ですね」と言われれば、たしかにそうなるのでしょう。ただ、この記憶障害は、注意の対象を適切に選べない注意障害に関わる問題であるように感じます。また、時間感覚の障害も私の記憶に強く影響しています。出来事を起こった順に並べることも、時間というタグから記憶を取り出すこともできないからです。

記憶障害は、「ある」と「ない」の二つに分けられるものではないと感じます。バサッとひとくくりにしないで、脳の中で起こっている個別な仕組みを一つひとつじっくり見ていけば、きっとおもしろいだろうと思うのです。

忘れるからこその工夫

「認知症の人は、忘れたことすら忘れる」という言葉をよく聞きますが、私の知っているアルツハイマー病やレビー小体病の友人知人たちは、忘れることを自覚し、忘れて困った経験を覚えています。私も失敗するたびに二度と繰り返すまいと対策を考え、さまざまな工夫をします。

賞味期限切れのものがあちこちから大量に出てきて驚いたときは、食品のストックを減らし、全部一度に視野に入るように棚の手前にだけ並べ、決して奥には入れず、置き場所の定位置を決め、ラベルを貼りました。状況は、少し改善しました。しかし「いつごろ買った」という時間の記憶がないので、もうひと工夫必要だと思っています。

一度しまうと存在が頭から消えるので、忘れてはいけない書類などは、目に見える場所に置いたり貼ったりするのですが、それも重なって広がると、なんだかわからない塊になっていきます。物が多いと目の前にある物を脳が認識しないときもあります。探し疲れて心身ともにヘトヘトになったころになって、何度も探した机の上に魔法のように現れることがあるのです。

探し物は、最もしたくないことの一つです。そのため定位置を決めて、必ずそこに戻すように努力しているので、頻度は減りました。ただ定位置になければ、もうどこを探せばいいのかわかりません。「太平洋に落とした指輪を拾ってこい」と命令されたように動揺し、不安に呑まれてしまいます。

「深呼吸して、何も考えずに、とにかく片っ端から扉も引き出しも開けてみればいいじゃないか」と自分でも思うのですが、ダメです。毎日失敗していたころの、おびえた自分が自動再生され、自分でも制御できません。

巨大駐車場は鬼門

抗認知症薬治療が始まり症状が改善するまでには、日常的に数多くの困難がありました。たとえば、車の駐車場所がまったくわからなくなったことが何度もあります。真夏に自分の車を探して広い駐車場を歩き回っても見つからず、店に戻って店員さんに頼んで探してもらいました。親切な若い人で、嫌な顔もせずに探してくれたことが救いでした。車は屋外駐車場で見つかりました。私は、屋外に停めたことを忘れ、屋内駐車場を倒れそうになりながら探し歩いていたのです。

今でも巨大駐車場は、不安を感じる場所です。駐車した夫に向かって「場所、覚えた？　ちゃんと覚えてね。私は忘れるからね」と念を押さずにはいられません。そう言いながらも忘れっぽい夫を信じ切れず、「二階A3エリア。入り口から見て左」などと、車を振り返りながら、何度も復唱したり、語呂合わせで覚えようとします（空間的に位置を覚えられなくても、数字や言葉で覚えることはできます)。

我ながら嫌だなと思うのですが、場所を自然に覚えることはできませんし、一人ではたどり着けないと不安に思いながら、のほほんと買い物を楽しむこともできません。駐車場に限らず一人で慣れない場所に出掛けるときは念入りに下調べをし、スマホを片手に行くのですが、不安と緊張感は消えません。

老化との違いは「笑えるかどうか」

もちろん老化の影響は大いにあると思います。「私もありますよ〜」とよく人から笑って言われます。私も老化との線引きはできないのですが、「またやっちゃった」と笑って言えるかどうかの違いは大きいと感じます。

夫もよく忘れ物をする人ですが、ケロリとしています。忘れないようにと対策を考えたり工夫をしようとはしません。何度でも繰り返して平気でいることが、私にはとても不思議でした。

「みんな、そんなものだよ。認知症当事者たちは、病気だっていう自覚があるから真剣にならざるをえないんだろう。だから人一倍がんばるんだろうね」とある医師から言われました。

仕事の手順をびっしりとノートに書いて、それを見て細かくチェックしながら仕事を進めていた若年性アルツハイマー病の丹野智文さんは、ほかの健康な社員と比べても「ミスは少ない」と以前お話しされていました。

好きでするがんばりも不安を減らすためにするがんばりも、人から見れば同じでしょう。それで同じ成果をあげるなら、がんばる理由など、どちらでもいいのかもしれません。

車を見つけられずに歩き回ったときの悲しさ、情けなさ、恐ろしさ、それ以外にも日々繰り返したとんでもない失敗と職場での叱責、体調のどうしようもない悪さのなか、自分がいつ何をするかわからない不安……、そんな忘れたい記憶が今でも私の中に棲みついています。あのころの自分は、そのままの姿で私の中に生きていると感じます。

もう思い出したくはないのですが、それもできません。どんなに情けなくみじめでも、それも「私」ですから、この私が消えない限りはなくならないように思います。それに、何も根拠はないのですが、私が「私」を亡き者にしてはいけない気もするのです。どんな自分も抱えたまま、それでもどうにかやっていけたらと思っています。

なぜできないのかわからない

レビー小体型認知症を疑って都内の大きな病院を受診したころは、重い内臓の病気があるような体調不良と失敗の毎日でした。特にパートで働いていた職場では、リングの上で打たれ続けるようなダメージを受けていました。

職場でいちばん困ったのは、ある作業の途中で別の用を頼まれていったん中断すると、途中だった作業のことが意識から抜け落ちてしまうことでした。仕事をやりかけのまま放置する、という失敗を繰り返しました。

大金を預かった直後に、別の人から急用を頼まれ、「すぐに戻るから」と鍵もない引き出しにいったんお金を入れました。その後、お金のことは完全に忘れてそのまま帰宅し、上司から自宅に電話が掛かってきました。

「どういうことだ?」と詰問されれば、放置したことは即座に思い出します。でも「なぜだ?」と問われても、自分でもなぜそんなことが起こるのかまったくわからず、謝罪以外の言葉は浮かびません。

間もなくまた大きなミスをし、上司から「どうしてこんなことをしたのか説明しなさい」と問いつめられました。何をどう説明すればいいのかわからず、「覚えていません」と事実のままに答えると、「覚えてないわけがないだろう！」と怒鳴られました。

その瞬間、当時頻繁に起こしていた発作のような体調不良が起こり、頭がもうろうとするのを感じました。真面目に仕事をしていれば、こんな間違いを何度もするはずがないということを強い口調で言われていましたが、もう立っているだけで精一杯でした。

話を聞いていた最年長の同僚は、「まだ若いのに、何言ってるの？」と不快感を示しました。「顔色が悪いよ。どこか悪いんじゃないの？」と心配してくれる同僚たちもいましたが、彼女たちにも連日迷惑をかけていることが心苦しく、かといって「幻視があり、認知症の疑いで病院に行った」とも言えず、私はただ黙っていました。

脳もタイムカードも空洞だらけ

二度とミスをしないようにと緊張する日々が続きました。しかし全力でがんばればがんばるほど、状況も体調も悪くなっていきました。毎日自宅に帰り着くとそのまま居間に倒れ込み、気絶したように眠り込んだり、「困った。もう動けない。夕食がつくれない」と思いながら一時間くらい床の上に転がっていました。

後で考えれば、これは脳の病気からくる異常な疲労感であり、危険な状態だったとわかるのですが、そのときは、とにかく目の前にある仕事と家事をすることだけに力を使い果たし、対策を考える余裕も能力も失っていました。全力でもがきながら深く暗い水底に沈んでいくような日々でした。

ある日、「樋口さん、ちょっと」と呼び出され、タイムカードの押し忘れの多さを注意されました。もう何度も言われていたのですが、毎回言われるまでは自覚がありません。そのとき目の前に突き出された自分のタイムカードには、押し忘れた空白がどこまでも広がっていました。「まるで空洞の広がった脳の画像みたいだな。私の脳は、もうダメかもしれないな……」とぼんやり考えていました。

人間は、ダメだと思った途端にダメになるのかもしれません。間もなく毎日使っていた内線番号が突然思い出せなくなり、忘れるはずのない単純な仕事の手順が突然わからなくなり、同僚を呼ぼうとしたら名前が出てきませんでした。

いつも何でも忘れたり、覚えられないわけではありません。ただそんな瞬間が、前触れなく突然やって来るのです。でもそれは規則正しく忘れることよりも恐ろしいと、そのとき感じました。どんなミスをするかわからない自分に耐えられなくなり、脳の検査結果が出る日を待たずに仕事を辞めました。体調不良も限界まで来ていました。

暗証番号で暗礁に乗り上げる

銀行のATMで暗証番号が突然思い出せなくなったときは、「認知症なのだから、これから私の記憶はどんどん消えていくんだ」と考えました。そこで、ネット上のパスワードを中心に八〇以上ある暗証番号のすべてを書き出した手帳を二セットつくりました。認知症なら、持ち歩いているあいだにどこかに置き忘れる可能性が高いと考えたからです。すでに新幹線の切符を何度もなくして大変な目に遭っています（車内に置き忘れたときは、東京ドームの近くの警視庁遺失物センターまで行くはめになりました）。

拾った人が見てもわからないように暗号化しようかとも考えましたが、自分でもわからなくなりそうでやめました。この手帳の存在自体も忘れるかもしれないと考えて、家族に「ここに暗証番号が全部書いてあるから」とありかを伝えました。

そのころ、外出先で開いた財布が空だったことに気づき、現金を下ろすためにコンビニを探しました。使ったことのないＡＴＭで、何がなんだかわからず、結局お金を引き出すことができませんでした。新幹線の切符が発券機で買えず、駅員に来てもらって教えてもらうことも続きました。新幹線は乗り慣れていて、自分では正しく操作しているつもりなのに「初めからやり直してください」というメッセージが何度も出てくるのです。私の生活が音を立てて崩れ落ちていくのを感じました。

キーワードは「余裕」

けれども、まず仕事のストレスから解放され、脳と体が苦しくなったらいつでも横になって休める生活になると、失敗したり混乱する頻度は減っていきます。抗認知症薬治療を始めると体調にも症状にも改善を感じ、医師が言うようにどんどん進行するわけでも、記憶を失うわけでもないとわかると、心にも余裕が出てきました。それまでは失敗するたびに病気の進行を意識して絶望的な気持ちになっていましたが、ただのミスだと冷静に考えられるようになるとあわてふためくことも減り、好循環が起こったと感じます。

診断されたころは、「五年後、私は話せるのかな、歩けるのかな」と本気で考えていましたから、今も動く身体は天から与えられた宝物に感じます。ただただ有難いと思うばかりで、あちこちの不具合は、それが日常になっていることもあり、ふだんはあまり意識しません。不便だとは思いますが、文句はありません。

たとえば、私は日常の買い物ではクレジットカードを使い、現金を使うことはほとんどありません。一〇〇円のお菓子も臆せずカードで払います。たまに現金で払うとき、出した金額が間違っていることはちょくちょくあります。店員さんから指摘されるたびに、びっくりします。何の苦労もなく、ちゃんと正しく出した気でいるからです。

一度、目で百円玉と確認して出したコインが一円玉だと店員さんから指摘されて驚いたことがあります。財布の中ではたしかに百円玉だったので、「そんな錯視があるのか?」とも思いました。しかし普通なら手触りや重みで気づきそうなものです。視覚だけでなく、注意力や何かが正常に作動していなかったのかもしれません。

おつりの小銭の枚数を減らそうとして支払うと（六〇円の商品に一一〇円出して五十円玉でおつりをも

らうように)、ほぼ毎回、店員さんに変な顔をされるか、より多くの小銭が返ってきます。そんな小細工は止めればいいのですが、ついやっては、苦笑いすることになります。

もし家族が一緒にいれば、「みっともないからやめてくれ」と言われそうですが、一人なので気にしていません。人に迷惑をかけるわけでもない。店員さんから怒られる心配もない。ああ、またやったかと自分を笑って終わりです。私は元々どこか抜けたところがあり、人に迷惑をかけない程度のトンチンカンな間違いなら病気をする前からありましたから。

小銭がいっぱいで何が悪い

ただもしこれで一度でも店員さんから傷つくようなことを言われたり、周囲から一斉に白い目を向けられたりしたら、次からは財布を開くたびに緊張するようになるかもしれません。嫌な体験をしないことは、とても大切に思えます。

スーパーでの支払いに時間がかかる人の専用レジをつくったらというアイデアを聞いたことがありますが、レジでカゴに入れる「レジ袋要不要カード」のように、「ゆっくりやりますカード」(可愛いカメのイラスト付き)でもあったらどうでしょうか? でも、そんなものがなくても、世の中には年齢にかかわらず、病気や事故や障害でテキパキと正確に支払いすることが難しい人もいるのだと、誰もが知っているだけでずいぶん違うと思います。

「認知症の人は、求められた額のお金が出せず、お札で払うので、財布が小銭でいっぱいになります（こうした認知症のサインを見逃さないようにしましょう）」

　そんなふうに書いてあるサイトの記事や本をよく見ますが、「小銭がいっぱいで何が悪い」と思ってしまいます。自分の意志で一人で出掛けて、買い物ができるなんて素晴らしいことではないですか。健康な人と同じやり方やスピードを押し付けずに、やりたいようにやらせてよ、と思うのです。

「できる」と「できない」を両手に抱えて

ある夏、役所で書類に書いた自宅の住所が間違っていたことがありました。町名の後にスルスルと数字を書き終えてから、どこか変だと感じたのですが、「じゃあ、どこが間違いで、どう直せばいいのか」と考えてもまったくわかりません。

「ええっ！」と思わず声が出ました。

郵便番号を間違えることは何度かありましたが、住所がわからなくなったのは初めてです。

「なぜ？　進行した？　どうしよう。わからない……」

今も突然やって来るこんな魔の時は、あわてたら終わりです。財布を開いて保険証を出せばそこに書いてあると、ふだんならすぐに思いつくことも頭に浮かびません。

「どうしよう、どうしよう」

焦るほど混乱は深まり、解決策は遠のいていきます。だんだん脳は不快な違和感でいっぱいになり、重く苦しくなってきます。それに同期して身体も熱があるときのようにつらくなり、そのまま家に帰りました。

「認知症」と付いた病気を診断された人たちのこんな姿は、「記憶力、思考力、判断力の低下」の一言で片づけられてしまいがちです。しかし、一時的に脳が混乱しているだけで、つねにできないわけではありません。気持ちが落ち着けば、するりとできたりするのです。

私は病気になってから、自分の脳がストレスに対して過敏になったと感じます。同時に脆《もろ》くもなりました。些細な失敗でも頭の中が混乱しやすく、ストレスが引き金になって急激な体調変化が起こります。さらに厄介なのは、健康であれば受けない精神的ダメージを受けてしまうことです。

傷んだ丸太橋の上を歩く

自分でも思いがけないミスをすると、懸命に覆い隠してきた自分の引け目を引きずり出され、晒し者にされたような気分になります。たとえ誰も見ていなくても、自分自身が情けなく、とても怖くなるのです。

だから、「なぜそんな些細なことで」と思われるような場面でも涙が出てきたり、自信を失ってしまったりします。「何やってるのよ」と言われた途端に、爆発して大声を出したりする人も同じ気持ちではないかと想像します。

「認知症になると感情のコントロールもできなくなる」と言われますが、それは違います。ただ追いつめられているだけなのです。これまで数え切れない失敗とつらさを経験してきた私たちには、余裕がありません。「また気づかないうちに何か失敗するかもしれない」という不安を心の底に隠しながら、気を張り続けているのです。

でも重症にならない限り「普通の人」に見えますし、どんな脳機能障害がどのくらいあるのかも、どんなことに困っているのかも、外からはまったく見えません。本人ですら失敗して初めて意識できるくらいですから、普通の人が普通に生活しているようにしか見えないでしょう。でも、その見えにくさが、困難を大きくしていると思うことがよくあります。

健康な人が舗装された広い橋を歩いているとしたら、病気の私たちは、（一人ひとり状態は違うにしても）あちこち傷んだ長い丸太橋を渡っているかのようです。その一歩一歩に、脳も心身のエネルギーも注ぎ込んで、がんばらざるをえません。だからすぐに疲れ、転べば健康な人の想像を超えたダメージを負うのです。

自分を頼るのをきっぱりやめる

途中でほかのことをすると前にしていたことが意識から抜け落ちる。それは今でも続いています。困らないように、私はふだん自宅ではタイマーを多用しています。コンロの火をつけたらタイマー。洗濯機を回したらタイマー。洗濯終了の音に気づかなくても、タイマーの音で洗濯をしていたことを思い出せます。だから翌朝、洗濯機の中に湿った洗濯物を発見するという失敗はもうしません。出掛ける準備を始める時間も、見ようと思っているテレビ番組の時間も、後でやることはすべてタイマーが教えてくれます。料理のときタイマーをかけ忘れることもありますが、鍋の温度が上がりすぎると自動的に消えるコンロなので大丈夫です。

私はもう日常生活のなかで、「何かを自力で覚えておこう」とはしません。

忘れてはいけないことは、すぐにメモして貼り付け、頭からは消えるに任せます。寝床についてからあれこれ思いつくことが多いので、枕元にはつねに紙とペンがあります。財布を忘れて出掛けることはあってもメモ帳とペンを忘れることはまずありません。今日するべきことは、朝、紙に書き、終わったら一つずつ消していきます。

忘れること自体は、問題ではないのです。覚えておこうとすることで生まれるストレスが問題なのです。

自力で覚えていようとすると、何かが抜け落ちるんじゃないか、また失敗するんじゃないかと不安になります。一度不安を感じると、そればかりが気になって落ち着かず、緊張し続けます。そんなふうにストレスを感じると、脳の働きは急降下して、ふだんできることまでできなくなると経験からわかっています。だから、とにかく楽をするのです。自分を頼るのはきっぱり止めることで、安心と余裕を得るのです。

記憶を外部化することでストレスを減らす

Ⅲ章に書いたように、私は時間感覚に障害があるため、日時など時間に関係することだけはどうしても覚えられません。

　当然、自分だけでなく、家族の予定もわからなくなります。朝、出がけに「今日は夕食いらないから」と言われたことも、聞いたのがいつの記憶なのかがわからなくなります。「言われた〝今日〟って……今日？　昨日？　もっと前？」と悩むのです。たび重なる失敗の末、家族も自分の予定を口頭ではなく、全部書いてくれるようになったので、今はとても楽になりました。

　外出にも、いろいろ工夫をしています。遠出するときは、自分で持ち物チェックリストをつくってあり、それを見ながらスーツケースに詰めます。リストをつくる前は、長い休憩を何度も入れながら何時間もかかり、疲れ果てていました。「未来」という、私には見えない時間のなかで、何が必要なのかと考えても、頭がモヤモヤして次々と思い浮かばないのです。

　思いつくままに詰めていくと、途中で何を入れて何がまだなのかがわからなくなります。かといって全部出して並べると、何が足りないのかが余計わからなくなって途方に暮れるのです。ヘトヘトになりながら詰めたのに、大切なものをいつも忘れて出先であわて、落ち込みました。病気になる前にパッキングで苦労した記憶はないので、この「できなさ」は本当に不思議で、新しい発見でした。

　外出先から疲れて朦朧《もうろう》としながら帰宅する途中で、Ｓｕｉｃａの入ったパスケースを落としてからは、カバンに紐でくくり付けました。カバンの中で行方不明になることが多かった家の鍵も、同じようにカバンに付けています。財布を忘れて遠出することが続いてからは、カバンの内ポケットにお札も入れておくようにしました。

「そのくらい私だってあるよ～」と友人からは言われるのですが、こんな幼児並みの対策で手に入るずしりとした安心感やストレス軽減効果の大きさは、健康な人には想像ができないと思います。不安を生む要素が一つでも減れば、疲れ方も違ってくるのです。

サバイバル・スキルは人それぞれ

「みんなの認知症情報学会」の年次大会で、若年性アルツハイマー病の診断を受けている同世代の山田真由美さんと対談する機会がありました。山田さんは記憶障害ではなく、視空間認知障害が目立ちます。服が着られないなど生活障害は重いのですが、同じ病気の人を支える活動（「おれんじドア　も～やっこなごや」）を始めた素晴らしい活動家です。

山田さんには、字が読めても書けないという症状があります。ペンを失った世界でどうすれば生活できるのか、私には想像ができず、質問しました。

「メモが取れないと困りますよね。どうするんですか？」

「（予定は）覚える」

「覚える～!?」

思わず大きな声を出してしまいました。予定を覚えるという発想は、私の中にはもうひとかけらも存在していなかったからです（さらに山田さんは、スマホやグーグルホームに話しかけることで生活を便利にしているそうです）。

私たちには、それぞれまったく違う「できない」と「できる」があります。そして「できない」から「しない」のではなく、自分の「できる」を使って、「できない」を違う形の「できる」に変えて生活を続けています。

「そんな工夫ができるのは、特殊な人だけ。高齢者には無理」と言われることがときどきありますが、そうでしょうか？　最初から認知症が進行している人はいません。事故や脳出血などを除けば、全員にごく初期の時期があり、全員が人知れず自分の失敗に戸惑い、悩みながらもいろいろ工夫していた時期があったはずです。もしその段階で「できない」を「できる」に変える工夫を一緒に考えたり、困ったときだけさりげなく手を貸してくれる仲間や家族がいれば、ストレスは激減し、その先もずっと穏やかでいられるのではないかと思うのです。

私も「自分は認知症なのかもしれない」と疑いはじめたころは、脳を鍛えなければいけないのだろうかと思って計算ドリルを買ってきたり、歩きながら引き算をしてみたことがあります。でもすぐにやめました。苦痛でしかなかったからです。脳は不快な疲労感でいっぱいになり、できなさを自覚して自信を失い、未来を悲観しました。そんなふうに自らストレスをつくり出して苦しむことが、脳によいはずがありません。

私のお守り

ところが、「計算ドリルを欠かさず続けている」という同病の方がいらしたのです。レビー小体型認知症は注意障害から計算ができなくなると言われているのに……。不思議に思って尋ねると、もともと計算が大好きで、計算をしていると楽しいのだそうです。

びっくりしましたが、好きで得意なことを楽しみながら続けていれば、脳機能は低下しにくいのかもしれません。このことは、今でも私の「お守り」です。

私は書くことが子どものころから好きでした。自分の病名がわかったとき、書けなくなることに恐怖を覚えました。でも怖がらなくてもいいのかもしれません。医学書に書かれているとおりに能力が落ちるわけではないことを、計算好きの仲間は教えてくれました。自分が本当に好きで、どうしてもしたいと思うことさえ（どんな形であれ）できるのであれば、ほかの何ができなくなっても私は大丈夫だとそのとき思えました。

テニスの名選手たちが、コートのライン上に神業ショットを決めるとき、そこには「絶対に入る」という不動の自信があるはずです。「外すかも……」という不安が頭をよぎった瞬間、神様は離れていくのだろうと思います。

脳は、不思議さとおもしろさに満ちています。たとえ病気で脳の機能のあちこちが落ちていたとしても、安心、自信、余裕さえあれば、思いもかけない力が出てくるはずです。人も自分も「もうできない」と思い込んでいることだって、きっとできてしまうと思うのです。

V

あの手この手で
どうにかなる

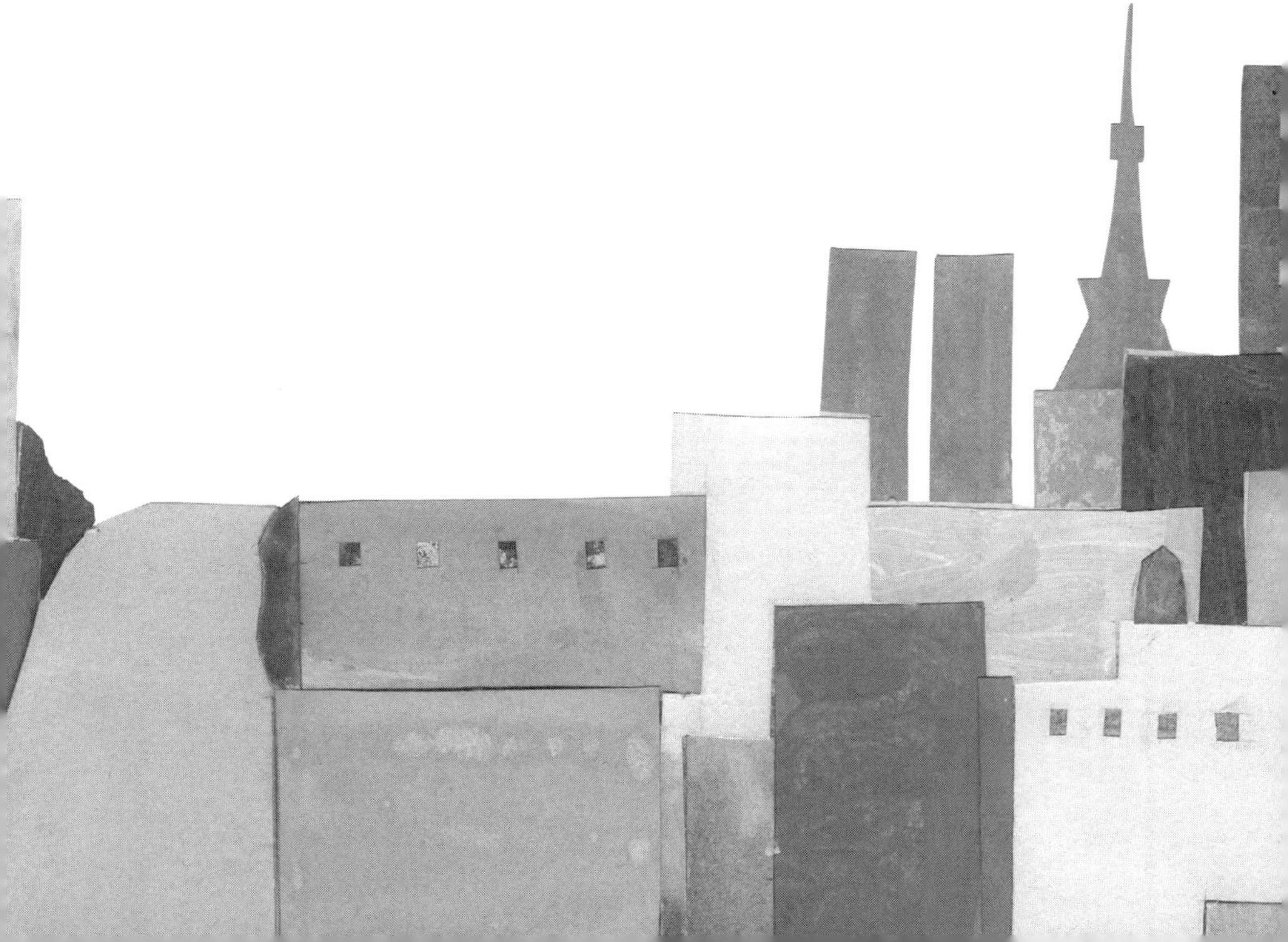

「見えない障害」の困りごと

漢字が苦手です。診断されたころは、味噌という字を見て「これは何だろう？　どう読むんだろう」と、じーっと考えたり、伊藤を「いふじ」と読んで「めずらしい苗字があるんだな」と感心したり、「仏」という字を見て「イ・ム」と読んだりしました。どれもしばらく経つと、ふいに正しい読み方に気づくのですが、わかった瞬間はぞっとしました。どうしてそんなことになってしまうのか、そのときには自分でもわかりませんでした。

そのころ、漢字一文字の全体でなく、部首など一部分だけを虫眼鏡で見るように凝視してしまうことがときどき起こりました。自分の意志でしているのではなく、自然にそうなってしまうのです。そんなふうに超アップで漢字を見ていると、じわじわと違和感が湧いてきて、「この字はこんな形をしていただろうか」と考え込んでしまいます。

単語も二文字を一つのかたまりとして見ることができず、なぜか一文字ずつ切り離して見てしまうのです。「味噌」という言葉を見たとき、まず「あじ」と認識すると、もう「あじ」以外の読み方が頭に浮かびません。次に「噌」だけをじっと見つめて「この字、何だろう？ 見たことがないな」と思うのです。「伊藤《いふじ》」も一文字ずつバラバラに読んだ結果でした。いま思えば、これも注意障害なのかもしれません。

サインが苦手な理由

自分の書いた漢字を見ていても、その形がなんだかとても奇妙に思えてきて、こんな漢字はないと思い、調べることがよくありました。調べて正しいとわかっても違和感は消えませんし、本当に横棒が一本少なかったり、部首が抜けているということが、今もあります。

バランスよく字を書き続けることが難しいと感じるときもあります。偏《へん》とつくりの大きさが違ったり、一行のなかの字の大きさがバラバラで中心線もずれるのです。もう手紙は書けないと思ったときもありますが、波があり、またいつの間にか書けたりします。

ただ元々へたな字が、ますますまずくなっているのは自覚しています。長年書いている手書きの日記を見ると、年を遡るほど読みやすい字で書いてあって怖くなります。今は、自分で書いたものが読めないことがよくあります。

それが病気の影響なのか、文章は常にパソコンで入力するせいなのかはわかりません。今もたまに存在していない変な字を書きます。漢字を書く力は小学生レベルです。間違っていることにはすぐに気づくのですが、正しい漢字は出てきません。メモはほとんど平仮名で書いています。ですから人前でホワイトボードに字を書くなど絶対にできません。

あまり機会はありませんが、たまに著書（『私の脳で起こったこと』）にサインを求められることがあります。特別なサインなどない私は、楷書で自分の名前だけをポツンと書いてきました。年月日と相手の名前も書くのが礼儀だとは思うのですが、今日がいつなのかは、スマホを開かなければわかりませんし、名前を口頭で言われても、正しく漢字で書けるとはとうてい思えないからです。

人前で話し終えた後は、いつも脳が疲労の限界を超えていて、頭痛もしているのでふだんにもまして漢字が書けないだろうと思います。しかし「漢字が書けないので……」とは恥ずかしくてとても言えず、サービス精神に欠けた人だと思われているだろうなと、申し訳なさと後ろめたさをいつも感じています。

やればできる。ただし多大なエネルギーを払って

私の症状は幻視だけ（それも今はない）と思っている方がいらして、驚かされることがときどきあります。それでも細かい症状や困りごとを誤解のないように一つひとつ説明するには、膨大な時間がかかります。

そもそも対人関係のなかで、自分の困りごとをわざわざ自分から言い出すのは、かなり勇気のいることです。「合理的配慮」を求めるといっても、わがままと思われないように、双方にとって必要な情報だと理解されるように伝えるには、頭も気もつかわなくてはならず、相当なエネルギーが

必要です。

しかし勇気と頭を振り絞って言ったところで、「見えない障害」は容易には伝わりません。「普通に話せるなら脳の機能に問題はない」「普通に歩けるなら身体機能にも問題はない」と決めつけられてしまいます。希望どおりに理解してもらうことなど、ほぼ不可能なのだと諦めています。

私の病気は、脳の機能障害と同じくらい「全身病」の色合いが濃く、自律神経が障害されているために、体調の変動に日々振り回されます。起床時から頭痛と立ちくらみと倦怠感が強い低気圧の日でも、火事場の馬鹿力を出せば人前でも話せてしまいます。家にいれば寝ている体調なので、話せることに自分でも驚きますが、帰り道は、四〇度の熱があるときのような全身の苦しさにひとりでうめいているのです。

思考力が保たれているといっても調子のよいときの話です。脳の持久力は失われていて、集中して使えばすぐに動かなくなってしまいます。頭を酷使した後は、脳が炎症で腫れているように感じます。同時に身体も毒を飲んだようにぐったりします。ごろんと横たわるともう動けず、声も出ません。そんな頼りにならない脳を使って毎日原稿を書き、いつ具合が悪くなるかわからないポンコツの体で電車に乗っていることは、この病気を知らない人には想像もつかないようです。

映画を見たつもりがジェットコースターに

頭がひどく疲れているときは、本や新聞を開いても意味がつかめません。字は読めるのですが、水を手ですくうように、意味がこぼれ落ちていって、頭の中に何も残らないのです。ただ疲れ、苦しくなるだけです。

少々調子が悪くても、映画なら勝手に話が進んでいくので大丈夫かと思い、『ライフ・オブ・パイ』という映画のＤＶＤを見はじめたことがあります。ところが映像をまったく見ることができませんでした。切れ間なく続く字幕を読むのが精一杯で、字幕から一瞬も目を離せず、映像を見られないのです。字幕が切り替わるのもとても早く感じて、ただ全力で字幕だけを追い続け、すぐに疲れてやめました。

一つの原稿を書き終えたとき、リラックスしたいと思って『美女と野獣』を映画館に観に行ったときもダメでした。魔法をかけられたお城の食卓で食器たちが一斉に歌い踊り出す見せ場で目が回りました。

そのとき、自分の視点が一つの点にロックされてしまうのだと気づきました。一本のスプーンを見れば、そのスプーンしか目に入らず、皿を見れば、皿しか見えません。しかもどれも飛び回っていて、その動きが速すぎて目が追いつかず、スクリーン全体では何が起こっているのかさっぱりわかりません。結局、その華やかなシーンのあいだは、ぐるぐる回転するジェットコースターに乗った状態で、何を観たのかもよくわからないままぐったりして終わりました。

それから映画館に行くときは、かなり体調がよいときを選ぶようになりました。それでもスクリーン全体を眺めることが難しいとよく感じます。注意を引くものが多いとき、そのなかの一つに目が行くと、もうほかが見えなくなってしまうのです。後になって、何かつぎはぎだらけの映像を見たような、残念な気持ちが残ります。映画は、ノートパソコンの小さなディスプレイで観るほうが、脳への負担が少ないので疲れません。ちゃんと全体を見渡し、把握できたと満足もできます。

感動するにはエネルギーがいる

脳の機能が落ちているときは、感動することができないということも知りました。私は美術館が好きで、ふだんは体調のよい日に行きます。でもあるとき、勉強会に呼ばれて行った名古屋でどうしても観たいゴッホの絵があったので、疲れ切った「使用後の脳」で名古屋ボストン美術館に入場しました。

しかし、「これは凄い作品だな」と思うことはできるのですが、心がさっぱり動きません。生きる力がお腹から湧き出してくることも、震えるような感動が全身に満ちてくることも、何ひとつ起こらなかったのです。

それは奇妙な感覚でした。美しい色も構図もそのまま見えていて、素晴らしい作品だと思うのに、感動はしない。脳の視覚野から感動につながる回線がバチンと鋏《はさみ》で切られてしまったような、自分がアンドロイドであるような感じがしました。

感動するにも大きなエネルギーが必要なのです。年齢のせいもあると思いますが、美術館でもすぐに疲れるようになった今は、広い展示場のなかで気に入った何点かだけをじっくり観るようになりました。

雨が降ったら傘をさせばいい

脳が正常に機能しなくなるときは今も日常的にあるのですが、すっかり慣れ、その波に合わせるのが私の生活になっています。頭を使う仕事は午前中にし、昼食の後は疲れて眠ることが多く、午後は家事や雑用に当てます。天候や体調によっては朝からぐったりしています。健康な人とは少し違う生活ですが、そのこと自体はもう悲観しません。雨が降れば誰でも黙って傘をさします。雨に文句を言う人はいません。私も調子が悪くなればただ休むまでです。

脳がひどく疲れて苦しいときは、横になって目を閉じます。原稿書きで脳が疲れたときは中断し、近所をぶらぶら歩いて草木を眺めたりします。このときは、花壇に咲き乱れる花々よりも雑草や樹木の葉のほうが、脳をいたわってくれます。植物の緑くらい脳の疲れを溶かしてくれるものはなく、私には特効薬のようなものです。しかも無料。近所にはありませんが、水の流れる音も私には薬です。

ストレスは脳にいちばん悪いと実感しているので、全力で避けます。「ストレスを避けるなんて無理じゃないですか?」と聞かれたことがありますが、職場もなく、組織にも縁遠い私は、義理人情よりも自分の体（脳）を大事にするぞと決意さえすれば、かなりのストレスを減らすことはできます。

でもそれは、病気になって初めてできたことです。私は人に何か頼まれたらNOと言えない人間でした。苦しいと感じても、船が進んでいるあいだは、その船で行く以外の選択が思い浮かびませんでした。しかしその船が転覆し、海に投げ出されたとき、初めて優先順位が変わります。治らない病気は、生き方を変えられる数少ない機会の一つだと思います。

目は脳の窓

三〇歳のころ、忘れられない出来事がありました。幼児だった私の子どもに高熱が続いた朝、熱性けいれんが起こりました。それまでは起こっても一分程度で止まっていたのですが、そのときは長いあいだ収まらず、けいれんが止まった後はピクリとも動きませんでした。「呼吸をしてない！」と夫が言い、私が救急車を呼びました。

ずっと意識を失っていた子どもが救急車の中で目を覚ましたとき、親の顔も呼びかける言葉もわからない様子でした。ウーウーとうなり声をあげながら夫の腕から必死で逃げようとします。

そのとき子どもの顔は、すっかり変わっていました。表情や目つきだけではなく、顔全体が別人になっていたのです。救急隊員たちに何を質問しても皆、黙ってうつむくので、酸欠によって治ることのないダメージを脳に負ったのだと私は思いました。

子どもはまた意識を失いましたが、次に病院で目覚めたときは、元どおりの顔で「ここ、どこ？」と言いました。「〇〇（子ども自身の名前）、怖かったよ。〇〇、お母さ～んお母さ～んって、ずっと呼んでたんだよ」と言いました。

それは私にとって忘れることのできない出来事ですが，そのとき初めて，人間の顔の形は固定したものではなく，脳の状態によってすっかり変わってしまうことを知りました。

脳の状態が目に表れる

私は，自分の病気を「脳の状態が変動する病」だと実感しています。疲れやストレスや気候（温度や気圧の急激な変化）が主な引き金になりますが，何でもないときに急に起こることもあります。昼寝をしている最中に起こり，苦しくて目覚めることもあります。

このとき鏡を見ると，顔が変わっています。「今は脳がまったくダメだ」と思うときは，目が小さくなって生気がありません。「腐った魚のような目」という表現がありますが，まさにどんよりと曇った光のない目をしています。鏡を見ながら「あぁ（重症の）認知症の人の顔だ」と思ったこともありました。

実家にいるときに「顔がみるみる変わっていくのがわかる」と言われたことがあります。どんな顔だったのかと後で聞くと，「人の話をわかっているのかどうか，わからないような惚《ほう》けた顔」と言われました。そのとき，周囲で交わされていた会話はすべて聞こえていたのです。ただ，急に起こった強い倦怠感と頭の違和感のために考えることもつらく，ただ横になりたいと思い，自分から会話に加わるのは無理だと感じていました。

カメラを止めて！

私には、幻視・錯視（六五頁［★］参照）以外にも目の問題がさまざまあります。暗いところではものが見えにくい、特に青い色が見えにくい、夜間の光がまぶしいことはすでに書きました。

滅多にはないのですが、視覚情報の処理に脳が失敗していると自覚するときがあります。たとえば外に散歩に出たとき、世界がユサユサと上下に大きく揺れたことがあります。驚いて立ち止まると揺れも止まるので、めまいでも地震でもないとわかります。少し歩くと揺れはなくなるのですが、最初に起こったときはびっくりしました。脳にはカメラと同じ手ぶれ補正機能があり、それが急に作動しない状態になったのではないかと想像しました。

夫に誘われて、映画『カメラを止めるな！』を観に行ったときは、冒頭のハンディカメラ撮影の疾走シーンで、私も席を立って洗面所に駆け出しました。手ぶれが続く映像に酔ったのです。胃が空になっても吐き気は止まらず、長時間うずくまってゼイゼイしていました。帰宅してそのまま寝込み、気持ち悪さは翌日まで続きました。もともと船酔いをしやすい体質ですが、ここまで重症になったのは初めてです。体質と、レビー小体病による自律神経症状に加えて、脳の視覚情報処理の問題なのだろうと思いました。

世界がバッサリ断ち切られる体験

見慣れない階段で、急に動けなくなったことも何度かあります。古い日本家屋の幅が狭く傾斜が急な階段や、ケーブルカーから降りたときの変則的な幅と形の階段でした。

以前、自宅の居間の壁が半球状に盛り上がる錯視を経験したことがあるのですが、そんなふうに階段が変形していたわけでも、動いて見えたわけでもありません。そのままの形で目には映っています。ただ、自分が見ている世界に対して激しい違和感を抱きました。目の前の世界と自分とのつながりが、バッサリと断ち切られているように感じたのです。誰かが、今、ここにある景色から私だけを抜き取って、異質な空間にポンと置いたような……。自分がたしかにそこに立っているのかどうかがよくわからないような、得体の知れない不安定さのなかにいました。

階段は見えているのに、自分の身体がどこか違うところにあるようで、その身体をどうしたら階段に向かって動かせるのかがわかりません。一歩を踏み出そうと思っても、わけのわからない怖さや不安ばかりが高まるのです。「体が言うことを聞かない……」。焦りました。めまいはしませんが、頭もクラクラしてきました。「助けて！」と声を出そうとしたとき、ふっと異変は消え、その後は、問題なく階段を降りていけました。

これは、目から入った三次元の視覚情報を、脳が突然処理できなくなったのではないかと後から思いました。目と脳と体をつなぐ回線に問題が起きて、接続がうまくいかず、情報の流れが滞った状態だったのではないかと。昔よくあった接触の悪い電気製品のように、一度止まっても何かの拍子ですぐ電気が流れ、あとは何事もなかったかのように動くのです。

脳は働き者、だけどだまされやすい

目の前のコップを持ち上げる、水たまりを飛び越す、紙くずをゴミ箱に投げ入れる……。そのとき脳は、目から取り込んだ画像から一瞬にしてその距離、高さ、幅、深さなど、たくさんの位置情報を瞬時に測定し、正確な順番とタイミングと強度で筋肉を次々と動かしているのだと気づきました。そんな複雑で高度なことを無意識に、瞬時に、行い続けているわけです。

そう思うと、脳はスーパーマンみたいだなと、尊敬と感謝の気持ちがわくのですが、そのくせひどく単純なところがあり、だまされやすいという人間味もあります。誰でもちょっとした脳の混乱を感じるのは、不具合で止まっているエスカレーターの上を歩くときです。脳は「動いているエスカレーター用の計算式」を使って筋肉に命令を送るので、停止したエスカレーターには合わず、肩透かしを食らったような戸惑いを一瞬感じます。

石そっくりの発泡スチロール製の置き物を石だと信じて持ち上げたことがありますが、あまりにも脳がびっくりしたので、そのことのほうがおもしろいと感じました。脳は、見るだけで重さまで測って手の筋肉を動かしているようなのです。

もっと強い混乱を誰でも経験できる道具も世の中にはあります。上下左右が逆になる特殊な実験用メガネ。私は三十代のころにこれを着けたことがありますが、怖くてヨチヨチ歩きしかできませんでした。紙と鉛筆を渡されて「字を書いてください」と言われましたが、紙の上に現れる線を見ていると、字が書けなくなります。

漢字を書こうと縦に一本線を引くと、鉛筆は下から上に動いて、線は上に向かって引かれます。横棒を引けば、右から左に線が伸びるのです。自分の動作と目に見える動きが食い違っていると脳は完全に混乱します。自分の手が人の手にすり替わったように感じて、自分の手を自分で思うように動かすことができないのです。結局どれだけがんばっても字の形にはならず、「ああ、もう無理だ」と思うと、手は動かなくなりました。

しかし目をつぶると、下手とはいえスルスルと字は書けるのです。脳は、こんなにもあっさりと見ているものにだまされて、動きすら封じられてしまいます。

驚いたことに、このメガネを毎日かけ続けていると徐々に慣れて、やがて問題なく生活できるようになるそうです。しかし慣れたところでメガネを外すと、またかけはじめと同様に新たな混乱と苦闘の日々が始まるというのです。脳は、一度にたった一つの見え方しか選べないようです。

一方で「慣れ」という要素も

生活のなかで目に頼っている比率がかなり大きい私たちは、夜、停電になっただけで手も足も出なくなりますが、目の見えない人は困りません。彼らは音や空気の流れなど別の感覚を使って豊かに世界を知覚しています。でも私たちは自分の認識の仕方以外を知らないので、そうでない世界を想像することができません。

「鳥のように飛べないなんて不便だ」とか、「魚のように水中に留まることができないなんてみじめだ」とは思わないのに、自分が生まれつき持っている能力を持たない人を目にしたり、その人の生活を想像すると、「どれほど不便だろう……」と、つい思ってしまうのは不思議なことです。自分の身体のありように制限されて、その身体が認識する範囲でしか世界を想像できないことのほうが不自由です。

車いす体験をした子どもたちが、「こんなに大変なんだって、よくわかりました」と言うのを聞いて、「いや。そんなに大変じゃないよ、と思う」と車いすユーザーの熊谷晋一郎さん［★］が話されて、一緒に笑ったことがあります。

私がシナリオを書いた「VR認知症――レビー小体病幻視編」（シルバーウッド製作）の体験直後も「こんなに怖いんですね！」という第一声が大半です。「そんなにずっと怖いわけじゃなく、だんだん慣れます。本人も家族も幻視を異常視することをやめれば、幻視と穏やかに共存できます」と話す私の映像がその後、体験プログラムに加えられました。

VR認知症のシリーズのなかに「私をどうするのですか？」という作品があり、体験者は高いビルの際に立たされます。体験中の人を見ていると、本当に全身をグラグラさせながら手でバランスをとっている人もいれば、平気でまっすぐ突っ立って体験している人もいます。同じVR映像を見ているのに、一人ひとりの身体の反応が全然違うのです。

私はといえば、この作品を体験中にバランスを崩して転ぶという失態。下河原忠道さん（このプロジェクトの創始者）からは、「一〇〇〇人以上が体験してきたけど、転んだのは樋口さんが初めてだよ」と言われました。一〇〇〇人に一人ということは、視覚情報処理と運動機能のあいだのどこかが障害されている影響なのかなと思いました（体験者は何万人と増え続けています）。

救いの言葉

目とは、不思議な器官です。心を惹きつけるものがあると、子どもでも老人でも目がキラキラッと実際に輝いて見えますが、あれは目の中で何が起こっているのでしょうか？　また、それが笑顔でなくても、光り輝いた目を見るとグッと惹きつけられ、見ているだけのこちらまで気持ちが高まっていくように感じます。逆にどんよりとした目は見ただけで気持ちが淀みそうになり、思わず遠ざかりたくなります。「精神状態」と呼ばれる脳の状態が目の光り方に現れ、さらに伝染するかのように他人の脳に作用して同期させるなんて、本当に不思議な現象だと思います。

心に希望があふれると世界は美しく光り輝いて見え、絶望に覆われていると美しい花すら美しいとは感じなくなる。そんなことを経験すると、脳は、世界をありのままには認識していないことも

★……熊谷晋一郎さんは東京大学先端科学技術研究センター准教授（小児科医）。脳性まひで車いすユーザー。代表作に『リハビリの夜』（医学書院）がある。

わかります。「私たちは、目の前にある同じ世界を見ている」というのはただの錯覚で、世界は人の数だけ存在しているのでしょう。そしてその世界は、その人のなかでも大きく変化していきます。

自分の病気がレビー小体型認知症だろうと気づき、未来から希望が完全に消えたと思い込んでいたころは、海を見れば沈んでいく自分を想像し、走っている車を見ればここに突っ込んで来てくれないだろうかと毎日考えていました。そこから脱することができたのは家族や友人の存在があったからですが、私は苦しいとき、本のなかの言葉にいつも力をもらいます。

「我々のこの人生そのものが、宇宙によって見られている夢にほかならない」

哲学者の池田晶子のこの言葉（『残酷人生論』毎日新聞社、八四頁）は、そのときの私の大きな慰めになりました。自分ではどうにもならない状況になってしまったけれども、宇宙が見ている夢であるなら、そういうこともあるだろう。一つのいのちは、儚《はかな》く短いけれども、その一つをこんな私でも宇宙からもらえたということか……。それなら、それは私が思うよりも大切なのかもしれない。宇宙の見る夢に、成功も失敗もないだろう。人の目にどんなふうに映ろうと、宇宙から見れば取るに足らないことだろう。

凍てついた夜空を見上げれば、小さな星が静かに瞬《またた》いています。その光は美しく澄み切っていて、あのときも今も、私を慰め勇気づけてくれるのです。

眠るという苦行

眠ることが好きではなくなって二〇年近く経ちます。

睡眠とは、なかなか大変な行いです。若いころは、どんな環境であろうとストンと寝入って熟睡し、さわやかに目覚めました。いま思えば、とんでもない身体能力です。脳がとびきり健康でなければ、そんな技は使えません。「健常」の条件は、「頑丈と鈍感」かなと思ってしまいます。

私の病気はアルツハイマー病と比べ、かなり早期から睡眠障害を起こしやすいことがわかっています。私も四一歳で受診したきっかけは、不眠でした。頭痛と倦怠感もひどく、「とにかく眠らなければ仕事にならないから薬だけもらって帰ろう」と気楽に考え、大きな総合病院を訪ねました。その後約六年間「うつ病」患者として通院し続けることになるとは、想像もしていませんでした。

最初にうつ病と診断されるレビー小体型認知症患者は多く（二三九頁［★1］参照）、過半数に強い薬剤過敏性反応が出る（二〇七頁［★］参照）という特徴を持つため、薬の副作用に苦しめられることになります。私に出た副作用も深刻でした。毎年自動的に替わる主治医に薬をやめたいと伝え、初めて同意されたのが最後の主治医でした。抗うつ剤を止めて約六年ぶりに元気になりました。ただその後もずっと、波はありながらも、よく眠れないのが普通になっています。

睡眠導入剤を長年断続的に使っていましたが、あるとき、まったく効かなくなりました。それなのに頭の違和感だけが翌日の日中まで残るので、完全にやめました。頼れるものはないとなれば、思考もガシャンと切り替わります。「一日二日眠れなくたって、死にゃあしない」と呪文を唱えているうちに眠れないことへの不安感も薄れ、たぶんそれだけで眠れない夜はずいぶん減ったと思います。

寝入り端が怖い

寝入り端《ばな》に、急に苦しくなって覚醒することがよくあります。寝つきは毎日とても悪いのですが、ようやく意識がフワーッと漂いはじめ、眠りに吸い込まれていくときになると、胸から上にかけて、突然ひどい苦しさを感じて、わっと目が覚めます。体の中で何が起きたのかもわからず、通り魔に遭ったような気分です。

それでも布団のなかで徐々に落ち着き、またスーッと眠りに落ちていくのを感じた瞬間、ふたたび同じ苦しさに襲われて叩き起こされます。そんなことを繰り返すのです。そのとき、うめき声や叫び声を上げることもあり、夫は青ざめるようです。

胸の苦しさとは別に、寝入り端や昼寝中に頭の不快な違和感で目が覚めることもあります。血圧のせいなのか、血流が変なのか、何かの発作が起きているのかはわかりませんが、脳によいことが起こっているとは思えません。そのたびに脳の神経細胞がダメージを受けているんじゃないかと想像すると、不安を感じます。「全然問題ないよ。大丈夫だから安心しなさい」と専門家に太鼓判を押してもらいたいところです。

寝入り端のこうした現象には波があります。出ない期間もあるのですが、毎晩続くときもあります。精神的なストレスが引き金になることは経験的にわかっているのですが、ストレスとは関係なく起こることもあり、予防法も対処法もわかりません。毎晩続くときは、就寝することを怖いと感じます。

一度、睡眠時無呼吸症候群を疑って主治医に相談したことがありますが、「寝入り端にしか起こらないのなら違うだろう」と言われました。ふだん、夜中に二〜三度目が覚めるのですが、苦しさで目覚めることはありません。「レビー小体型認知症では睡眠と覚醒を司る脳の部分が障害されているから、睡眠に関しては本当に多様な問題が起こる」と主治医から説明されました。

飛び起きるほどではなくても、寝床に入った途端に脳が覚醒したり、体が重苦しくなって身の置き所がなかったり、気分が悪くなるのはよくあることです。この病気には、頭の高さを変えることで血圧が大幅に上下する症状（起立性低血圧。臥位高血圧）があるので、その影響もあるのかもしれません。

つきあいの悪い人

就寝時の全身の重苦しさは、脳が疲れているときに必ずひどくなります。講演などで脳を酷使した後は、疲れ切ってぐったりします。一刻も早く休みたいのですが、そんな夜ほど寝床でうんうん唸り、ゴロゴロのたうち続けることになります。

夜、帰宅が遅くなって、就寝時間がふだんより遅れたときも似た状態になります。夜まで人と話したり、まぶしい光を浴びたり、いろいろな刺激を受けて脳が興奮しているせいでしょうか。就寝時の苦しさが怖いので、どんなに楽しい夕食会や飲み会でもたいてい途中で抜けて帰宅します。十分な余力を残しておかないと、無事に一人で電車に乗って家まで帰り着く自信もありません。でも理由はわざわざ説明しないので、つきあいの悪い人で通っているはずです。

「あの人は病気だから」とまったく誘われなくなることも寂しいと勝手なことを思いながら、ふだんは夜の外出を控え、外出しても門限のある高校生のようにそそくさと帰ります。

眠りに入るときは体の中でいろいろスイッチが切り替わるのか、布団に入ったときは、足や腰回りなどが局所的に冷え切っていてつらいのに、温めているうちに突然、暑くなって汗をかきはじめたりします。全身びっしょりになるときもあれば、手のひらと足の裏だけに汗をかいたり。右手だけに汗が吹き出し、左手は乾いているという奇妙なこともありました。掛け布団は、薄いものから厚いものまで何種類か脇に置いてあり、一晩のうちにもコロコロと取り替えています。

「一日の仕事が終わって、布団に入って、眠るときがいちばんしあわせ」と言った知人がいましたが、その気持ちよさは、もう思い出せません。

悪夢と寝言

またこの病気では、レム睡眠行動障害を発症前から高い頻度で起こすことがわかっています。寝言を隣の部屋まで聞こえる大きさと明瞭さで話したり、悪夢に絶叫したり、夢のとおりに動いたりする症状です。

私が悪夢を見て大音量で叫ぶようになったのは、睡眠障害を起こす数年前からでした。一時期は、同じ夢を繰り返し見ました。

私は一人で外国の狭い路地を走って逃げています。壁に囲まれた迷路のような道。通行人の姿はありません。私を殺そうと追ってくる人物は、すぐそこまで迫っています。ついに行き止まりになり、逃げようとしても恐怖で体が動かず、叫ぼうとしても喉がつまって声が出ません。叫ぼうと、何度も力を振り絞っているとき、なたのようなものが私の頭に振り下ろされます。

自分の叫び声に、「どうした!?」という夫の叫び声も加わって飛び起き、しばらくは息を切らしていました。

しかしもう何年も、この夢は見ていません。たぶん、もう見ない気がします。病気をきっかけに私は、より無理なく生きられるように変わりました。

ここ一年くらいはさっぱり夢を見ず、夢を見ないのも脳の異常なのだろうかと思っていました。ところがそのことを夫に話すと意外な事実がわかりました。

「えっ、すごく大きな声で、よく寝言をベラベラしゃべってるよ。あれを覚えてないの？」

夢とうつつの狭間にて

夢を含めた睡眠中の脳の活動は、まだわからないことが多いのだと思います。同病の友人からは、「現実と区別のつかないリアルすぎる夢を毎晩ずっと見ているから、眠った気がしない。二四時間起きて活動しているみたいで、疲れが取れない」と聞きました。

眠った気がせず、目覚めたときから疲労感があるのは私も同じです。この病気は、覚醒と睡眠のスイッチに問題があるというのですが、ほかにもいろいろ理解できないことが起こります。

布団に入って、まだ起きているのに夢が始まることがあります。「眠っていないのに、なぜ夢が始まるんだ!?」と驚きます。周囲の音をすべて知覚しつつ夢を見ているのです。

また、この病気の症状で、部屋が歪んで見えたり、廊下が波打って見えたりする変形視というものがありますが、私は夢の中でそれを繰り返し見ました。

夢にストーリーはありません。私は部屋に寝ていたり座っていたりするのですが、部屋中がぐにゃぐにゃと歪み、大きく揺れています。泥酔したときの感じに少し似ていますが、もっと激しく世界が湾曲し波打つので、どの方向が天井なのか床なのか、よくわかりません。体も脳貧血を起こして倒れる寸前のようで、とても苦しく気分が悪く、危機的な状況です。それでもなんとか立ち上がろうとするのですが倒れてしまい、また這い上がろうとしては倒れるということを繰り返しています。

夢から覚めても頭に強い違和感と重さが残り、胸のむかつきも消えません。苦しくて動けず、そのまま横になっているうちにまた眠ってしまうということもあります。ただの夢ではなく、脳の中で何か異変が起こっていると感じるのですが、医師にも仕組みはわかりません。

脳がつくりだした「現実」

でも一度、私は、その夢に太刀打ちできたことがあります。

今回は、夢の中で目を閉じた。するとただの暗闇になり、めまいの感覚はほぼ消えて、私は、部屋を伝い歩きで移動することができた。／私は、克服した。目が覚めて、嬉しかった。／症状に翻弄されるばかりじゃない。克服することだってできる。／これから見ることになる幻視だって、きっと何か対応策を見つけられるだろう。

（『私の脳で起こったこと』七一頁、二〇一三年二月二四日の日記）

「目の前にある現実」と信じている世界も、目からの情報を脳がさまざまに選択したり補ったりして再構成した映像にすぎないといいます。夢も現実も「脳が見ている」という点では変わりありません。夢と比べればあまりにも単調ですが、私の幻視も、脳がつくりだしている「現実」です。

現実と夢と幻。そこには、本当も嘘も、正しいも間違っているもないでしょう。人は、現実にはないものを見ることができるからこそ、美しく豊かな世界をつくり、決して見ることのできない永遠とつながってきたのですから。

自分の首を絞める手を放せ

「樋口さんは、全然進行してないですよね」と言われることがあります。私の脳は機嫌よく働いているときと休業するときがあります。平均値に意味がないので比較することは簡単ではないのですが、だんだんに難しくなってきたなぁと自覚していることはいくつもあります。人前で話をしながら時間配分することは、その一つです。

私は、月に一～二回講演をすることがあります。三〇分なり九〇分なり、与えられた講演時間の長さを感覚的につかむことが難しいので、毎回工夫を重ねてきました。まず、会場のスクリーンに映すスライドを時間の目印にしました。

「このスライドで二分、このスライドで四分話す」と事前に全スライドの時間配分を決め、大きなノートにスライドごとの時間と、その累計時間の二つを大きく書きます。

会場では、持参したキッチンタイマーとノートの数字を見比べながら話すという方法を一年くらい続けました。毎回新しい内容も入れるので、時間内で話せるかを家で試したりもしていました。

しかしノートの数字とタイマーの両方に注意を向けることが、どんどん難しくなっていきました。幼稚園のお遊戯会のころから人前で緊張する回線が切れているので、あがって力が出せないということはありません。冷静さは保たれているのですが、話すだけで手いっぱいになり、時間配分にまで意識を向けられなくなってしまいました。

話しはじめにタイマーのスタートボタンを押し忘れることも増え、押しても終盤までタイマーの存在を忘れていたりして、だんだんこの方法は役に立たなくなってきました。終盤になって、「あ、時間は!?」と思い、そこからはタイマーから目を離しません。毎回時間という対戦相手と格闘技をしている気分です。

仕方がないので、時間調整に失敗しても超過しないよう、スライドの数をどんどん減らしていきました。話す項目も削り続けています。

「できる」話から「できない」話へ

講演を始めて数年間は、幻視以外の症状をあまり話しませんでした。医学書院のウェブマガジン「かんかん!」での連載で自分の症状を公表したことをきっかけに、いろいろな症状について具体的に話すようになりました。

話せるようになるまで、ずいぶん時間がかかったなぁと思います。「普通の人が普通にできて私には難しいこと。どんなにがんばってもできないこと」を人前で語ることは、実名で病気を公表した後でもかなりハードルが高かったのです。

でも思い切って話してみると、症状を具体的に伝えるほうが聴衆の生き生きした反応を感じることができます。自分自身がその症状をおもしろがって、失敗を笑い話のように話すと、その反応に純粋な驚きはあっても軽蔑や憐憫《れんびん》は感じません。そのことに心からほっとしました。

「認知症の人は何もわからない。何もできない」と公然と言われていたなかで語りはじめたときは、真逆のイメージ、つまり「できる」ことを強く示していかなければと考えていました。認知症の偏ったイメージを変えるために声を上げたのですから……。

でも自分の弱みを隠して、「できる」ことばかりを強調することで、私に困りごとはないと誤解されていきました。「できる」と「できない」の二つの極のあいだに無数のバリエーションがあることは、あまり知られてこなかったのです（さらに言えば、「重度の認知症で何もできない」も「自分は健康で何でもできる」もただの思い込みでしかありません）。

最近は自分の症状や失敗を思いつくままに話すようになって、全体的にはきれいにまとまらなくなってきました。ぜひ伝えたいと思っていたたくさんのことを端折《はしょ》って、「時間が来たので終わる」という形です。ぜひ伝えたいと思うことは何時間分もあるのですが仕方がありません。

元気なイメージに自分が置いていかれる

一時間以上の持ち時間があり、なおかつ「少しくらい時間超過しても平気ですよ」と言われると気は楽になりますが、脳にとっては楽ではありません。一〇万キロ走ったポンコツ軽自動車の上に真新しい乗用車のボディを載せて、時速一五〇キロで一時間疾走するような感じです。「なんだ、ちゃんと走ってるじゃないか。見た目も普通だし……」となるのですが、走行後、車庫に入った姿は誰も知りません。

話し終えて「ありがとうございました」とお辞儀をした瞬間、いつも頭痛に気づきます。「このまま横になれたらなぁ……」と思いながら、しばらくいろいろな人と笑顔でお話ししたりしていますす。

人前ではシャキッとしていようと努めているので、ボロ雑巾のような姿は誰にも見せていないつもりでした。でも先日、知人から言われてしまいました。「健康な人よりパワフルな講演中の様子と、ぐったりうなだれたように駅の改札に入っていく後ろ姿とのギャップに衝撃を受けたんですよ」

情けない本当の自分の姿なんて、そうそう見せられるものではありません。どんなに疲れていても、頭痛がひどくても、人前では自動的に笑顔になってしまいます。笑顔は人間関係を円滑にしますし、それ自体が力を持っています。ただ講演活動をする認知症当事者に、つねに前向きな元気さと明るい笑顔を期待するような空気は、自然ではないよなと感じます。

私は日常生活では口数も少なく外出もあまりしません。人は好きですが、すぐ疲れてしまう今は社交的でもありません。最近では、自分でつくった元気なイメージにポツンと置いていかれてた自分を感じることが増えました。

コロリと混乱状態に

さて、私は講演に行くときには一人で移動しています。主催者からは、「どういう経路で来ますか？」とよく質問されます。「どういう経路がいちばん楽で、わかりやすく、乗り換えも簡単ですか？」と毎回聞き返します。

初めて乗り換える駅であれば、必ずネットで検索して駅構内図を見ます。大きな駅の場合は「複雑すぎてまったくわからない」ということだけが確認できます。

今は乗り換え方法を歩きながらシミュレーションできる動画がよくあるので、それを見て予習をします。初めての駅に着いたときは「間違えずに乗り換えができるだろうか……」と緊張しているので、「動画で見たのと同じ風景だ！」と思うだけで肩の力が抜けるのがわかります。

親切そうな人に次々と聞きながら進めば、最終的にはちゃんと目的地に行き着くのは経験上わかっています。ただ、約束の時間までに遅刻せずに到着するには、事前の準備がたくさん必要なのです。

乗り換えがわからなくなると、脳は一瞬で不安に占拠され、コロリと混乱状態に陥ります。

――どうしよう、約束の時間に間に合わないかもしれない！

いったんそうなると、目の前で扉が開いている電車に確認もせず飛び乗ってしまったり、手に持っていた切符をなくすことになります。そんな失敗を何度繰り返してきたでしょう。

ふだんは握りしめているつもりの冷静さや論理的思考など、何の役にも立ちません。いざというときに私の脳は役立たずだと、私は知っています。自分への信頼感がないのです。だから根っこを食い荒らされた木のように、何かあればパタリと簡単に倒れてしまうのです。

だからこそ、不安を生む要素は可能な限り取り除いておきたい。平常心さえ保てたら脳はいつも通りに動いてくれるはずですから。

「ねばならない」を放り出したい

ところが、その話を若年性アルツハイマー病の友人に話すと、予想外の言葉が返ってきました。

「俺は、遅刻しても構わないって思ってるんだ。遅刻するかもしれないって、先方にもちゃんと伝えてあるし」

考えたこともない発想の転換でした。たしかにシンポジウムなどで主催者から伝えられる集合時間はかなり早いのです。控え室で何をするでもなく、ただ長時間待っているのが常です。誰かの遅刻を想定して早い時間が設定されているのでしょう。であれば、「もし途中でトラブルが起こったときは少し遅れる可能性もあります」と事前に伝えておくのは、お互いにとって余計なストレスを減らせるよい方法ではないですか。

ただ私の場合は、駅の改札での待ち合わせがほとんどです。一人で会場を探してさまよい歩いたら、本番前から脳が疲れてしまいますから。夏暑く、冬寒い改札で人を待たせるのはとても心苦しく、私のスイッチは「絶対遅刻できないモード」に自動的に入ってしまうのです。

困りごとの原因は、病気でも症状でもありません。「時間は厳守しなければいけない」「人に迷惑を掛けてはいけない」と頑なに思い込み、不便やつらさも我慢して、自力でなんとかしなくてはとがんばってしまう〝クセ〟なのです。

幼いころから刷り込まれたこの「常識」の鎖を引きちぎるのは、国籍を変えるよりも難しいと感じます。病気や怪我や加齢などさまざまな理由で、できないことが増えたからといって、このクセはそうそう直せません。

高くそびえる壁の正体

このクセが直らないとどうなるか。外出できなくなってしまいます。

認知症とついた病気を診断された人の多くは、あまり外出をしなくなるという調査[★]があります。「何かあったら困る」と家族から止められたという話も聞きますが、ご本人も、健康だったときの「常識」にぐるぐる巻きにされて一歩が出せなくなっているように見えます。道に迷ったら聞けばいいのですが、「聞けない」という人が多いと、認知症のピアサポートをしている友人から聞

★……『認知症の人にやさしいまちづくりガイド——セクター・世代を超えて、取り組みを広げるためのヒント』国際大学グローバル・コミュニケーション・センター　認知症フレンドリー・ジャパン・イニシアチブ（認知症の人にやさしいまちづくりの推進に関する調査研究事業）

きました。

聞けない理由はさまざまありますが、「なにこの人……、認知症?」という目を向けられることへの恐怖心が強いのです。私自身がそうでしたから、その気持ちはよくわかります。

でも、外の世界と自分とのあいだに高くそびえている壁は、認知症の症状ではありません。大丈夫。私は人に道を聞きまくるようになってから、この世界には親切な人がたくさんいるということを初めて知ることができましたから。

「いただきます」までの果てしない道のり

研究者の伊藤亜紗さん[★1]から私の症状をインタビューしていただくという貴重な機会がありました。その内容は伊藤さんのサイトに公開されています[★2]。インタビューにも同席され、文字ではなくイラストで大量のメモを取っていらした清水淳子さん[★3]が、私の時間感覚や段取りの難しさなどをグラフィックレコーディングで見事に可視化されています。お二人の傑出したお仕事ぶりを直に見られたことは、とても贅沢な体験でした。

伊藤さんからは、意表をつく質問の数々を事前に受け取っていました。そのなかでいちばん答えやすかった質問が、「面倒くさいと思うことはなんですか」です。

「料理！」

考えるよりも早く飛び出しました。

料理という難事業

では料理のなにが面倒くさいかと考えていくと、理由はシャンパンのようにあふれ出てきます。多くの人が毎日当たり前のように食事をしているのですが、その一食がどれだけたくさんの工程を経て食卓に載るか、ということをあらためて強く意識する機会になりました。高齢者の脳の機能を保つのに料理はとてもよいと言われますが、逆にいえば、料理が要求するさまざまな脳機能が少しでも低下してしまうと、一食分の料理をつくることは健康な人が想像する以上の難事業になってしまうのです。

私が最初に料理に行きづまったのは、レビー小体型認知症を疑って受診したころです。夕食は何をつくろうかと考えても、何も頭に浮かばなくなりました。冷蔵庫の中にある食材を見てもお互いが結びつかず、料理をイメージできません。そんなときは、考えれば考えるほど頭の中に濃い霧が充満していくようでした。

以前は料理が好きで毎日の料理を楽しんでいた私に、その変化は衝撃でした。食材を見て、「さ〜て、これを使ってどんなおいしいものをつくってやろうか」と考えることは、わくわくすることだったのです。レシピはトランプのカードを切るように次々と頭に浮かび、「これを完熟柿であえてみたらどうだろう」など、新奇な組み合わせもよく思いつきました。

そんな脳内レシピ検索機能は壊れてしまいました。料理が楽しかったころはネット検索もまめにして、同じ料理のレシピをいくつか見比べて新しいヒントを得たりもしていました。調べること、考えること自体が楽しかったのです。しかし何も思い浮かばなくなると興味も気力も萎えて、レシピを調べようという気持ちも起こらなくなりました。今もパソコンは（新しい機能でなければ）使えますし、検索もできるのですが、料理に関してはほとんどしません。凝《こ》った料理も縁遠くなりました。

なぜ同じ料理が続くのか

レシピが思い浮かばなくなると、数日分の献立をざっと思い浮かべて、必要な食材を買いそろえておくということもできなくなりました。そこで、毎日買い物に行くという生活に変えました。仕事も失ったので時間はいくらでもありました。

スーパーに行って今夜食べる分だけを主に考えればいいのですが、当時はそれすら一週間分の献立を考えるくらい複雑な作業に感じました。あまりにもたくさんの食材を前にして、何を買えばいいのかわからず呆然としてしまうのです。治療前で脳の機能がひどく低下していたからですが、「五〇歳の今がこうなら、来年、再来年はどうなってしまうのか」と思うと、塩化ビニールの床に座り込みそうになるのでした。

今も散歩を兼ねて毎日買い物に行きますが、レシピが思い浮かばないことにもすっかり慣れました。今日はカレーだ、などと決めて、食材をメモして買い物に行きます。料理が未定でも「魚と肉を日替わりで、その日の特売品を選び、サラダになる野菜をいくつか選ぶ」など簡単なルールを決めているので、途方に暮れることもなくなりました。

今は、あまり考えなくてもできるごく単純な料理を繰り返しつくっています。健康なときは、和食の翌日は洋食、その翌日は中華などと、つねにメニューを変化させていました。今は、つくるのが楽で味も悪くなければ、同じ料理を続けてつくる（食べる）ことに抵抗感をまったく感じなくなりました。考えずに済むのは楽なのです。

実際には、「それは常識的に考えておかしいだろう」と思い、家族のためにいちおうメインディッシュだけは毎日変えるように努力しますが、もし一人暮らしなら平気で続けて同じものをつくると思います。品数も減り、変わり映えしない寂しい食卓ですが、それが精一杯なので、それでＯＫ（問題なし）としています。

肉や野菜をなんでも適当に切って放り込み、火にかけて放置すればでき上がるスープは、冬の定番です。以前は、そこに何種類ものハーブを入れましたが、匂いがわからない今は、ほとんど使わなくなりました。満足ではありませんが、夫婦だけの生活ですし、帰宅した夫は文句を言わずに食べてくれます。

しかしあるとき、夫が言ったのです。「しばらく味がおかしかったから、ああ、調子が悪いんだなと思っていたよ」

たしかに夕方になるとひどく調子が悪くなる日が続いていました。急に倦怠感に襲われて、頭には嫌な違和感が広がり、ぼーっとするのです。この発作のような状態は、この病気になってから日常的にあるのですが、毎日ほぼ決まった時刻に起こるという経験は初めてでした。買い物に行く気力も出ず、仕方がないので家にある魚の缶詰などを使って調理をしていました。段取りはふだんにも増して混沌とし、作業速度は超高齢者並みになり、途中で疲れて座り込んだり、調理続行を諦めて横になったりしていました。味見をしても「なんだかよくわからないな」とは感じていましたが、そこまでまずかったことは夫に指摘されて初めて知りました。

自分の味覚の精度は、自分ではよくわからないのです。日や体調によって味覚が変わることは自覚していますが、人と一緒に楽しく食事をしているときは心からおいしいと感じるので、自分を「味のわからない人」とは思いたくありません。しかし自分のつくった料理を心からおいしいと感じることは少なくなりました。だからおいしいと感じることのできた料理は、次の日もつくりたくなるのだと思います。

恐ろしい光景に固まる

ふたたびスーパーでの買い物問題に戻ります。レシピが思い浮かばない以外にも私を悩ませるものがありました。抗認知症薬治療を始める前は幻視が頻繁で、買い物中にも思わず声を上げてしまうことがときどき起こりました。

魚を手に取ろうとすると目玉がギョロリと動く、肉の入ったプラスチックトレー一パックがスーッと横に移動していく、火事かと思う煙の塊がある……。店内でひどい悪臭がする幻臭も何度かありました。

あわてて周囲の人を見ても誰も反応しないので私の幻覚なのだと気づくのですが、当時は幻覚にもひどくおびえていましたから、それがストレスとなり、その瞬間に具合が悪くなってしまうこともありました。そうなると脳の機能も一気に落ちるので、よく知っているはずの商品の置き場所がわからなくなりました。情けなさと病気への怖さで泣き出しそうになりながらヨロヨロと探し歩いたときの記憶は薄れません。

そんなときは、視点を変えて解決策を探る力も失っているので、「店員さんに聞く」という簡単な手段も思い浮かばず、倒れそうになりながら、ひたすら歩き続けるのです。行方不明になった認知症高齢者が信じられないほど遠くまで歩いたと聞くたびに、あのときの私と同じだったのではないかと想像し、胸がつまります。

今でも行き慣れないスーパーに入ると何がどこにあるのかわからず、とても疲れるので、いつも決まった小規模な店に行くようになりました。「脳のためには、いろいろな所に行ったほうがいい」と言われそうですが、一品の料理が出来上がるまでの道のりは、まだまだこの先長いのです。

食材を持ってレジまでたどり着きさえすれば、あとはキャッシュカードを出すだけ。お金の計算に困ることはありません。治療前はカゴの中や台の上に買った物を置き忘れて帰ってくることもありましたが、今は何度も確認する癖がついていて、店に置き忘れることはありません。必ずメモを持って買い物に行くので、買い忘れや同じものを買うミスも今はありません。

秋刀魚はブツ切りに限る！

さて、食材もそろって、献立も決まって、いよいよ調理の始まりです。

診断されたころは二つのコンロに鍋とフライパンをかけて調理をしていました。鍋の中に調味料を入れてかき混ぜていると、右のほうから煙が上がるのが見えました。「出た！　煙の幻視だ」とギクリとしましたが、見ると右のコンロにかけたフライパンと蓋のあいだから出ています。「なぜ煙が？」困惑しながら蓋を開けてみると、黒こげになった肉がありました。右のコンロで肉も焼いていたことは、その肉を見るまで私の意識から完全に消えていたのです。徐々に焦げていく匂いも、私にはまったくわかりませんでした。

もし私に代わって毎日料理を担当してくれる家族がいたら、私はそれきり料理をやめていたかもしれません。でもそんな選択肢はありませんから、この日からコンロは一つしか使わないと心に誓いました。調理にかかる時間が倍以上になったとしても、同じ気持ちを味わうのだけは嫌だと思ったのです。それから長らく、一品ずつつくるという方法を続けていました。

自分の脳とのつきあい方に熟達した現在は、タイマーを使うことで、味噌汁をつくりながら魚を焼くこともできるようになりました。今も蓋をして食材が視界から消えると、よくその存在を忘れてしまうのですが、電子音が鳴った途端に思い出せます。二つのことを同時にできなくなるのは、記憶が消えるからではなく注意障害が原因と言われています。

匂いもまったくしませんが、「○分経てば焼けるだろう」とタイマーをセットし、最後は肉でも魚でもブツッと半分に切って色で火の通りを確かめます。もし火が通っていなければ、またタイマーをセットして短時間焼き、ふたたびブツッ。

「どうしてうちの秋刀魚（の塩焼き）はこんなにバラバラなの?」と夫に言われたことがありますが、一尾でもブツ切りでも秋刀魚は秋刀魚。味は一緒です。見栄えなんて知ったこっちゃありません。

★1……伊藤亜紗さんは東京工業大学リベラルアーツ研究教育院准教授。専門は美学・現代アート。著書に『目の見えない人は世界をどう見ているのか』（光文社新書）、『どもる体』（医学書院）『記憶する体』（春秋社）など。

★2……http://asaito.com/research/2018/12/post_53.php

★3……清水淳子さんはグラフィックレコーダー。多摩美術大学情報デザイン学科専任講師。著書に『Graphic Recorder——議論を可視化するグラフィックレコーディングの教科書』（ビー・エヌ・エヌ新社）。

料理が苦手な私たちへ

果てしなく続く料理完成までの道。その道中で何より困るのは、じつは段取りです。個人差はありますが、テニスの練習や舞台稽古と同じように長年毎日続けていると、段取りは知らないうちに体に染み込んでいきます。考えなくても無駄なく体が動くようになるのです。ところがこの数年、身に染みついたはずの段取りが私の体からポロポロとこぼれ落ちていくのを強く自覚するようになりました。

段取りの良し悪しは、そのときの体調（脳の状態）によってかなり変わります。調子がよいときは、「あれ？　今日はそんなに苦じゃないぞ」と自分でも驚きます。しかし夕方は一日の疲れがどっと出やすい時間帯で、体調と同期して脳の調子がよくないときが増えます。

「う～ん、まず何をするんだっけ？　え～と次は何をするんだっけ？　あれ？　調味料は何を入れるんだっけ？」

小学生の〝はじめてのおりょうり〟のようです。

強火でパパッと仕上げる炒め物の調味料（醤油、酒、オイスターソースなど）は、事前に器の中で混ぜ合わせてコンロの横に待機させておくのが常でした。今は野菜が炒まってへたっとしてから、「あ、調味料を入れなきゃ」と気づき、仕方がないのでいったん火を止めて調味料をゴソゴソと探しはじめ……ということがしばしば起こります。

元気だったころの私が横にいたら「何やってるの？　まずくなっちゃうよ」と目をむきそうです。「そうだよな、これはまずいよなぁ」と素直に思います。「でもね、できないものはできないんだから、嫌だけどしょうがないよね」と両方の私に言うのです。

調子がかなり悪いときは、考えること自体が苦痛になります。調味料は何だったかと思い出すことすら面倒です。仕方がないので、どんな味になるのか想像できないまま麺つゆだのぽん酢だの、とりあえずかけてみます。「なんだかよくわからないもの」がいちおう出来上がります。そんな料理に、夫は黙って醤油やら何やらかけて食べています。

そんなことを繰り返していると、それが日常となり、当たり前に思えてきます。「料理は苦手で面倒だ」という気持ちは確実に強くなっているのですが、「自分のやり方がまずい」という自覚はだんだんぼやけていくのです。「おお、自分を守って生き延びるための適応と進化か」とも思ったのですが、そんな仮説もすぐにポキンと折れます。

逆算ができないので一品ずつ

帰省中に妹が調理をするのを見ていました。妹は、分身の術で四人の調理師になったかのように、煮ながら、焼きながら、切りながら、洗いながら、高速で立ち回っています。何種類もの違う作業が、無駄も間違いもなく同時に進んでいく様子はマスゲームのようです。その魔法のような動きにも、段取りにもまったくついていけない私は、見ているだけで目が回りそうでした。あっという間に調理は終わり、食卓には熱々の美しい料理が並びました。

「ああ、私も病気になる前は、こうしていたんだよな……」と遠い記憶が蘇ります。食事の時間から苦もなく逆算し、複数の作業のタイムテーブルが自然に頭に描かれ、それに従ってキビキビと体が動き、短時間に同時進行で何品もの料理をつくり上げていたのです、かつては。

今、この時間の逆算が、日常生活のどの場面でもさっぱりできなくなりました。「何時に食事」というゴールに向けて、何分前から何を始めればいいのかが、まったくわからないのです。考えれば考えるほど混乱して疲れるだけなので、考えることはきっぱりやめました。一品ずつつくることを基本とし、あとはとにかく思いついた順に一つひとつの工程をつぶしていくのです。時間も段取りも考えずにつくっているので、出来上がったときはみんな冷めています。

「じゃあ、せめて魚や肉は最後に焼けばいいじゃないか」と言われそうですが、調子の悪いときに、二品つくるつもりで始めたのに一品つくって力尽きたということが何度かありました。主菜なしでは格好がつかないので、余力のあるうちにとにかくまず焼いておかなければ、と思うようになりました。

時間を盗まれる

また時間に関しては、逆算ができないだけでなく、長さ自体がよくわからなくなっていると気づきました。妹が素麺《そうめん》を茹でようとしたとき、私は台所にタイマーがないのであわてました。

「どうしてタイマーがいるの？　素麺を茹でる時間くらいわかるでしょ？」

妹はそう言って熱湯の中に素麺をパラリと入れると、すぐさまほかの作業にとりかかります。

タイマーなしでなぜ時間がわかるのか、今の私にはまったくわかりません。鍋の中で踊る素麺だけを見つめていたとしても何分経ったのかはわからないと思います。茹でているあいだにほかの作業にとりかかれば、素麺の存在は頭から抜け落ち、吹きこぼれるか、糊となって発見されるでしょう。

目の前でグツグツと音を立てているこの煮物は、いつから火にかかっているのか、フライパンの中の肉はすでに何分焼いているのか、私には見当がつきません。一分、五分、一〇分という時間の長さ自体が、私にはよくわからないのだと妹の言葉で気づきました。

出掛ける予定があるとき、時計を気にしているのになぜか時間が足りなくなってあわてることが多く、「知らないあいだに時間を盗まれている」と感じていました。時間がいつどこに消えたのか、理屈では説明がつかないからです。しかし私の体の中にある時計が変則的に時を刻み、気まぐれな速度で針を進めているのだとしたら、当然ズレは起こるはずです。

でもここで考えます。時間感覚がダメになっても、人並みの嗅覚があれば、料理の完成は匂いが教えてくれるじゃないかと。私はよく蓋をした鍋を見て、「これは何をつくっていたんだっけ?」と思うのですが、匂いさえわかれば視覚から消えても存在は消えないはずです。魚焼きコンロの中で焼いた野菜や、電子レンジの中にある食べ物を翌日見つけるという失敗もなくなるのではないかと思います。

香りのない台所

テレビの料理は匂いがしないので、どんな味か想像ができません。私も味見をするまで、目の前でつくっている料理の味が想像できず、日によっては味見をしてもよくわかりません。

香りのない台所は、どうにも味気ないものです。調理をしていて楽しいと感じることはまったくなくなりました。タイマーが鳴ったから火を消す。それはロボットがつくる料理のようです。そんな私の料理は、夫以外の人にはもう食べてほしくないなと、内心ずっと思っています。

抜けない棘

貧相な食生活をしていた独身のころ、郷里に帰ると、母は私の好物をつくってくれました。母の漬けた漬物一切れにも自分の生活にはかけらもない豊かさを感じて、心を揺さぶられたものでした。

結婚し、やがて子どもを連れて帰省するようになると、持病の増えた母に代わって私が主に調理をするようになりました。子どもも成長したある日、老いた母は、私の調理する姿を見ながら「すごいスピードだねぇ」と目を丸くして言いました。季節がめぐっていくように、子は大人になり、親は老い衰えていくのだとそのとき実感しました。そして五十代の私が、すでにそのときの母と同じ状態になっています。

私は今でも二人の祖母を、祖母たちの得意だった料理で思い出します。父方の祖母、母方の祖母が、それぞれにつくってくれた素朴な料理です。亡くなって何十年経っても、それを目にしたり、食べるたびに、私は祖母を思い出します。そしていま思うのです。私がそんなふうに思い出してもらうことはないんだなと。

「できないことはできないのだから、しょうがないだろ」とは思うのです。ただこのことだけは、抜けない棘のように何年もチクチクと私を苛《さいな》み続けています。肩書きを失った多くの男性が意気消沈するように、料理が下手になった主婦の喪失感もなかなかに深く重いのです。

濃くてもおいしい、薄くてもおいしい

日本には、世界でも稀な手の込んだお弁当文化があったり、かつては「母の手料理」に重きを置く考え方があったと思います。私も長年手づくりにこだわり、家族のためにも自分のためにも健康的な料理をつくろうと努力してきました。でも健康的な料理は元気な人にしかつくれません。何ご

とも理想どおりにはいきません。

今はどこにもお惣菜売り場があり、宅配弁当でもおいしいレトルト食品でもなんでもあります。平成の三〇年間に食産業は激変しました。私も外出して疲れた日の夕食は、お弁当を買って帰るようになりました。

調理に対して頑なな抵抗感を示していた夫も、家にいるときは、一緒に台所に立ってくれるようになりました。どんなに不慣れな手であっても、ほんの少し手伝ってくれるだけで、私の脳と体はとても楽です。

「野菜を切って」と頼むと夫は「どうやって切るの？　何センチに切るの？」と必ず聞きます。「適当でいいよ」と答えると、見たことのない形になるのですが、全然問題ありません。私自身、切り方もどんどんいい加減になっていますが、ちゃんと食べられるものが出来上がります。人参やじゃがいもの皮をむかなくたって、スープのアク取りをしなくたって、お湯から根菜を煮たって、ちゃんと料理は出来上がるのだと私は近年学びました。

夫だけでなく私の周囲の多くの男性が「料理は無理」と断言します。「妻任せ」という方は、不老不死の奥様をお持ちなのでしょうか。「調理には自分の知らない無数のルールがあって、正確に従わないと必ず失敗して恥をかく」と思い込んでいらっしゃるのでしょうか。

先日、テレビから料理研究家・土井善晴さんの柔らかい関西弁が響いてきました。

「味噌汁は、濃くてもおいしい。薄くてもおいしい」

ああ、その瞬間、土井さんのおでこから放たれた世界を照らすビームに貫かれたと思いました。

「正しさ」を求められる限り、私たちの苦手意識はどんどん強くなり、調理はどこまでも嫌いになり、台所はトラウマ製作所になります。

もっと自由に、もっといい加減に……。

それをお互いに許し合えれば、台所に笑顔が戻ると思うのです。

VI

「うつ病」治療を
生き延びる

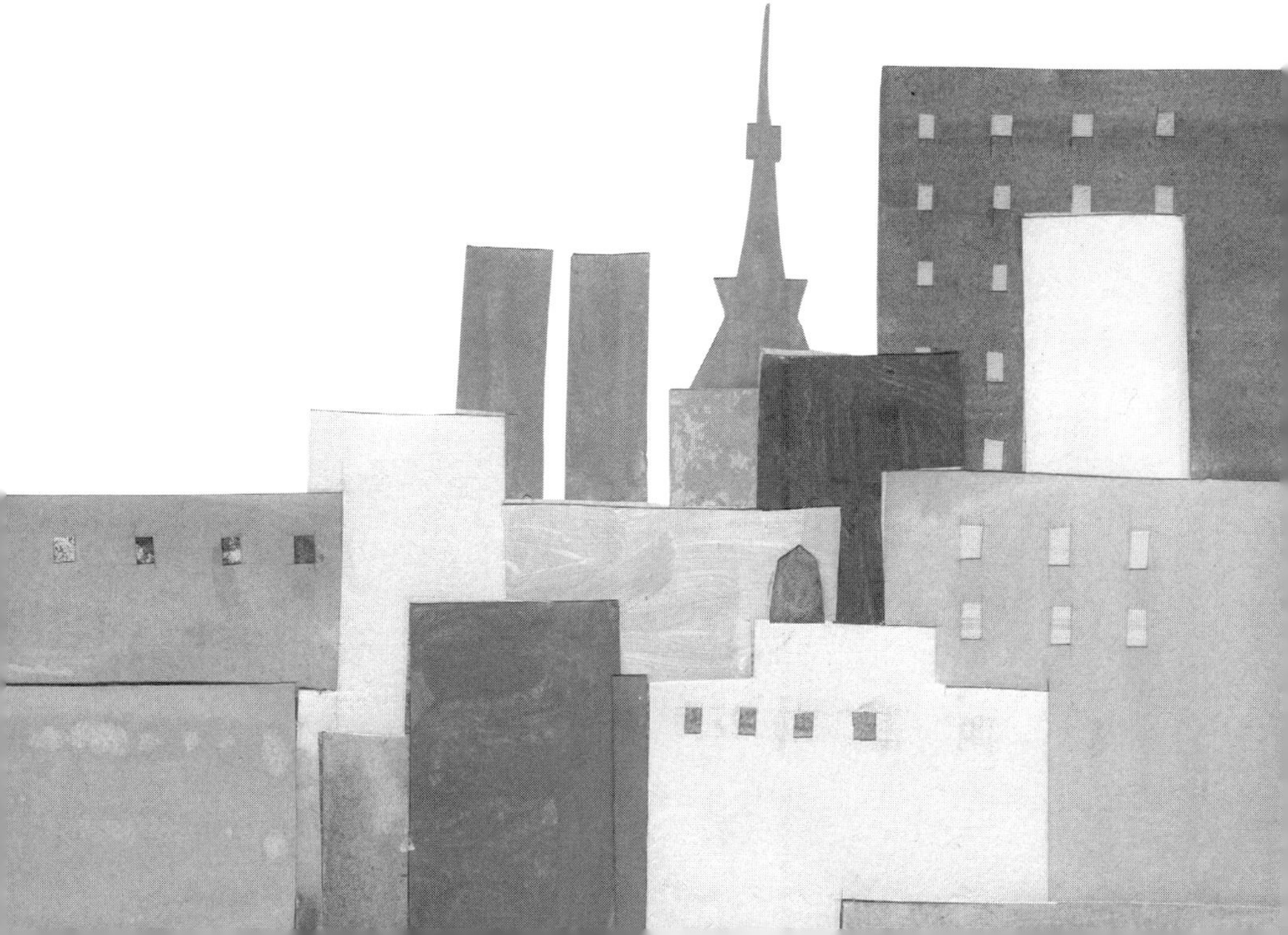

地獄の扉は開かれた

トリカブトという植物をご存知でしょうか？　紫色の美しい花をつける草です。一九八六年にこの植物の根を使った事件が起こり、猛毒として全国に知られました。この植物、じつは附子《ぶし》という名前で漢方薬にも使われています。私は、真武湯《しんぶとう》という附子の入った漢方薬で、異常な冷えを改善できました（漢方薬に精通した医師の処方です。処方は個々に変わります）。

「同じものが、量によって毒にも薬にもなる」

このことをまず覚えておいてください。また毒でないもの、たとえば砂糖や塩にも致死量があります。健康な大人には問題のない量でも、乳児には危険です。

なぜこんな話から始めたかというと、薬の話をすると、すぐに白黒に分けようとする方がいらっしゃるからです。大事なのは「使い方」なのです。どんな人に、何を、どんな量で使うかが問題なのであって、薬自体は完全無欠な救世主でもなければ悪魔でもありません。

アレルギー薬で起きられない

私が最初に薬を飲んで異変を感じたのは、三六歳のときです。原因不明の咳が半月以上続き、耳鼻咽喉科の病院に行くと「アレルギーではないか」と薬を処方されました。ところが、それを飲むと寝込んでしまい、起き上がろうとしても力が入りません。そんな経験は初めてだったので、私には何が起こったのかさっぱりわかりませんでした。

「この薬を飲むと、なぜか起き上がれなくなります」

私は病院で要領を得ない説明をしました。医師は「は？」と言い、理由の説明はありませんでした。無知だった私には薬に副作用があるという認識すら十分になく、「ネット検索」という言葉もなかった当時は自分で簡単に調べるすべもありませんでした。咳は一か月ほどで自然に治り、薬で異変が起きたこともそれきりすっかり忘れていました。

「薬剤過敏性」[★]というレビー小体型認知症の特徴があらわれた数年後、人の幻視が繰り返し現れたのですが、これも目の錯覚だと考え、気に止めませんでした。当時は、レビー小体型認知症と

★……薬剤過敏性とはレビー小体型認知症の特徴の一つで、薬に過敏に反応するため副作用が生じやすい（「レビー小体型認知症では、五四％の確率で抗精神病薬に対する重篤な副作用がみられる」小田陽彦「血管性認知症、レビー小体型認知症、前頭側頭葉変性症」『臨牀と研究』第九五巻三号、二三八－二四四頁、二〇一八年）。そのほか、さまざまな処方薬や市販薬（総合感冒薬や胃薬のガスターなど）でも意識がもうろうとする（薬剤性せん妄）、体が震えたり歩きにくくなる（薬剤性パーキンソニズム）などの多様な副作用を起こしやすい。逆に、薬の種類と量がその人にとって適切であれば、効果が出やすいという利点にもなる。

いう病名も知りませんでした。

幻視が現れた一〜二年後からは原因不明の体調不良が出たり消えたりするようになりました。頭痛、倦怠感、疲れやすさ、体（腰、股関節）の激しい痛みなどです。内科、婦人科、整形外科などさまざまな病院で検査をしましたが、どこでも「異常はない」と言われるばかりでした。

不眠から、覚めない悪夢へ

そして四一歳のとき、頻繁に起こる強い頭痛、疲労感、倦怠感に悩まされることが何か月か続いた後、ストレスのかかる出来事をきっかけに不眠が始まりました。眠るための薬を処方してもらおうと思い、公立総合病院の精神科を初めて受診しました。

どこの病院がよいのか精神保健センターの相談窓口に電話をしたところ、そこを勧められたのです。自分でも、近所のクリニックよりは大きな病院のほうが適切な処方をしてくれるのではないかと根拠なく考えました。精神科は大げさだとは感じましたが、不眠は仕事に響くため、私にとって緊急の事態でした。

当時、子育てがひと段落したので専業主婦から脱却し、仕事を始めて一年が過ぎたところでした。やっと少し仕事に慣れ、さあ、ここからが大事な時期だと思っていました。

そのとき私は、どうしても仕事がしたかった。妻でも母でもなく、ひとりの人間として社会のなかで思い切り働きたかった。その長年の夢をやっと叶えたのです。どんな苦しいことにだって耐えられると思っていました。「巨人の星」を観て育った世代です。どんな困難も努力と忍耐と根性で必ず乗り越えられると信じていました。とはいえ眠れなければ仕事になりません。とにかく薬で眠って、この体調不良を乗り切ろうと思ったのです。

それが、覚めない悪夢の始まりでした。

今でも、なぜあんなことになってしまったんだろうと思います。もし私に薬の知識が少しでもあれば、もし私に医療の相談ができる友人や知人がいたら、もし薬剤師が私の異常に気づいて……。たくさんの「もし」が、今も渦を巻きます。しかし私は、医師の指示どおりに毎日欠かさず薬を飲み続け、五年一〇か月間、うつ病患者として同じ総合病院に通院することになったのです。

中学生だった子どもたちは、大学生と高校生になりました。そのあいだの出来事で、思い出せることの少なさに自分でも驚きます。楽しかった思い出は何も出てきません。

毎日記録はつけていましたから、日々の出来事も症状も調べればすべてわかりますし、それを見れば当時を思い出すことはできます。ただそれは私にとって、真っ黒なドブに捨てられた歳月です。取り返しのつかない過ちです。その代償に私はたくさんのものを失ったのです。大切な仕事も、信頼も、人間関係も、笑い声のある家庭も、打ち込んでいた趣味も、自分への自信も、若さが残されていた四十代も……。

あの日々を思い出そうとすると、今でもパブロフの犬のよだれのように涙が出てきます。うつ病と言われた日から長い年月が経つのに、それは今でも生傷のままなのです。

でも、その傷こそが、この病気の当事者として、名前と顔を出して声をあげる原動力になったことは間違いありません。何もせずに死んでいくとしたら、私の人生はみじめすぎると思いました。

「あなたはうつ病です」

初診のとき医師は、抗不安薬を一週間試して様子を見ようと言いました。睡眠導入剤だけもらうつもりで行ったのに、そんな薬を飲むことに抵抗を感じましたが、ストレスによって起こる不調に効果があるのだと説明されました。

抗不安薬を飲みはじめてすぐ、頭がぼんやりし、フラフラするのを感じました。仕事も家事も続けていましたが、次々とありえないことが起こりました。

あるとき、近所の銀行から電話がかかってきました。ATMに私のカードが残っていたと言います。そんなことが起こる理由がわかりませんでした。

「え？　だって、カードを抜かなかったらピーピー鳴り続けますよね？」

行員さんは答えに困っていました。

店ではおつりや商品を受け取らないまま帰ろうとして店員さんに呼び止められることが続きました。仕事も正常にはこなせなくなってきていました。印鑑を押すとき、繰り返し逆さに持っては朱肉につけたので、彫りのない木製の面が染まって真っ赤になりました。拭いても拭いても取れない赤い色を見ながら、「私は異常だ」と思いました。

初診から一週間後、医師は思いがけない診断名を私に告げました。うつ病です。

「うつ病ではないと思います。落ち込むとか憂うつとかはありません」

「そういう種類のうつ病があるんです」

「私はうつ病ではなく、認知症だと思います。認知症の検査をしてください」

「樋口さんは認知症ではありません。うつ病でも注意力が落ちたり、記憶力が悪くなるんです」

医師はきっぱりと言いました。

「しばらく仕事を休まれてはどうですか？」

「休めません！」

今度は私が断言しました。休めるわけがない。仕事を続けるためにここに来たのに……。そして
「これはとてもよく効くお薬ですから、しっかり飲んでください」と抗うつ剤（パキシル）が処方されました。

抗うつ剤の袋をカバンに入れ、私は帰路につきました。「これさえ飲めば私はじきに治る。大丈夫だ。私は大丈夫だ。私は仕事をするんだ」。自分の頭でも体でもなくなってしまったような自分に向かって、私は何度も言い聞かせていました。

乗っ取られた体

うつ病の薬物治療を始めて二日後には、あまりにもひどい倦怠感から「もう仕事をしたくない」と初めて思い、三日後には経験したことのない発作に襲われるようになりました。

突然、理由のない不安感が体の中に現れたと思うと、ものすごい勢いで巨大化していきます。体の中で獣が猛り狂っていると感じるのですが、それが何なのかを考える余裕はありません。蛇で埋め尽くされたプールに突き落とされたと想像したら、そのときの私の混乱が伝わるでしょうか。『エクソシスト』という古い映画で、悪魔に乗り移られた神父が、自ら窓から飛び降りて死ぬことで悪魔を退治したように、私もその獣から逃れるためだけに階下に飛び降りるかもしれない……。

私は急いで靴をはくと、外に飛び出し、全速力で歩き出しました。じっとしていたら、膨らみ続ける不安と恐怖で体が爆発し粉々に砕けて死んでしまうと、比喩ではなくリアルに感じました。夜道を全力で歩きながら、どこを歩いているのかもわかりませんでした。自分の命を脅かすものから、とにかく命がけで逃げていたのです。

息も上がり疲れ切ったころ、すーっと異変は消え、元に戻った私は平穏な夜の住宅街にいました。私は何を考えるでもなく、ただよろよろと家を探して帰りました。玄関の掛け時計を見ると八時でした。不安を感じはじめたとき夜七時のニュースが流れていましたから、一時間近くも歩いていたと知って驚きました。抗うつ剤を飲みはじめてからはフラフラしてしまい、少し歩くだけで疲れ切っていたからです。

この発作は、抗うつ剤の種類を変えるまで何度も起こりました。

インコの体温

翌朝病院に電話をし、このことを報告すると薬の量を増やすように指示されました。そして増量とともに、私は急激に悪くなっていきました。頭はもうろうとし、歯を食いしばってがんばっても、仕事はもう仕事の体をなしていませんでした。頭痛も異常な疲労感も悪化し、横になると起き上がれません。

ある朝、ぐったりと横たわっていると洗濯機が止まるブザー音が聞こえました。しかし私の体は、もう私のものではないかのように言うことを聞きません。私の意志では、私の体を動かすことができないのです。

――もう起き上がれない。洗濯物も干せない。今日の仕事の準備もまだできていないのに。なぜこんなことになってしまった……。

うつ伏せになったまま、私は声をあげて泣きました。夫は、初めて見る私の姿に言葉を失ったのでしょう。飼っていたインコをカゴから出して、無言で私の傍《かたわら》に置くと、仕事に出掛けていきました。

インコは泣き続ける私の首の下の隙間に潜り込むと、何度も何度も私の頬に自分の頬や体をすり寄せました。小さなインコのすべすべした体から体温が強く伝わってきました。「こんなに温かかったのか……」その温かさが、私を落ち着かせました。

しかしそのインコも翌日にはいなくなりました。肩にとまっていることを忘れて、郵便ポストを見にフラフラと外に出たとき、大きな物音に驚いて飛び立ち、見えなくなりました。

薬の増量とともに、急に食欲も失いました。私は、それから二か月ほどのあいだに一〇キログラム以上（元の体重の二〇％以上）痩せていきました。しかし自分の外見の記憶がほとんどなく、太腿が骨の太さだったことと、畳の上に寝転ぶと骨が当たって痛かったこと以外は覚えていません。

喪失の日々

そのころ、「うつ病なんですって⁉」という電話が、知人から掛かってきました。私は病気を伏せていたのですが、夫から聞いたようでした。「大丈夫なの？」に続き、うつ病は誰でもかかる病気で、治すにはああしたらいい、こうしたらいい、ここの病院がいい、うつ病になった知人はこの薬でよくなったからあなたも……と、途切れることなく流れてくる声が熱湯のようで、耳から注がれ、心が焼けただれていくのを感じました。

それきり私は電話に出ることができなくなりました。電話の鳴る音で体が固まり、喉がつまりました。仕事のやり取りは、すべてファックスを使いました。携帯電話も使うのをやめました。その後、心配して電話をしてきてくれた最も親しい友人たちの電話にも出ることができませんでした。

間もなく、過換気症候群の発作が始まりました。「四〇歳を過ぎてから始まる人はめずらしい」と言われました。何度も床に転がって喘ぎながら、もう私の体は制御不能だと知りました。「私はもう私ではない。私は何者かに脳と体を乗っ取られてしまった」。私はただ奴隷として引きずられていくだけでした。

仕事を休むわけにはいかないと頑なに思い続けてきたのですが、結局、ある日突然、私は仕事を放り出しました。それは社会的に許されない辞め方で、多くの人に最大の迷惑をかけ、信頼を失い、今も消えることのない傷を私に残しました。

二週間ごとに受診し、そのたびに薬の種類と量は増え、ふらふらとしか歩けない幽霊のようになりました。一日のほとんどを横になり、家族も聞き取れないほど小さなかすれ声しか出なくなり、手は常時震え、イスから立ち上がると失神して倒れました。私は考えることも感じることもできなくなり、私の心は死んでしまったのだと思っていました。

人が怖くてたまらなくなり、人の目を見ることがどうしてもできず、つばの広い帽子なしには家の外に出られなくなりました。自分の心臓（ハート）が体の外にむき出しになっているように感じました。それを知らない人から不用意に触れられただけで、心臓が裂け、そのまま死んでしまうのではないかと感じるのです。自分の異常さは十分に自覚していましたが、なぜそうなっているのかはわかりませんでした。考える気力もありませんでした。

ゴムのような冷麺

頭は正常に働かず、半分死んでいるような存在でしたが、私自身は、「生き延びなければ」と毎日思っていました。育ち盛りの子どもが二人いたのです。私には母親としての責任がありました。そのころ、死にたいとか、死んだほうが楽だと思ったことは一度もありません。私は生きたいと強く思っていました。

一日中一口も食事が摂れなかった日は自分でも驚き、「このまま食べられなかったら餓死するんじゃないか」と恐怖を感じました。何なら少しでも食べられるだろうかと真剣に考え、以前食べて感激した冷麺を思い出しました。氷を浮かべたさっぱりとした冷麺です。私は真夏の暑さのなか、力を振り絞ってその店に行きました。

運ばれてきた冷麺を帽子を目深にかぶったまま見つめました。食べたいとはまったく感じませんでした。「私は生きるんだ。私は死なないぞ」と自分に誓って一口を口にし、ゴムみたいな麺だと思いながらも飲み込みました。やっと食べられたことがうれしくて、涙を流しながら二口目を食べました。ほとんどを残したまま店を出るとき、異様な客に見えただろうなと思いました。

このころは味覚も変化していて、好きだった鶏肉をどうしても食べることができなくなっていました。匂いだけで気持ちが悪くなります。好きだった甘いものも同様でした。どんな料理もおいしいとは思えませんでしたが、無理やり噛んで、飲み込んでいました。

「一〇〇〇人に一人ですよ！」

次の診察のとき、私がこんなふうになってしまったのは、薬の副作用ではないかと初めて伝えました。治療を始める前には普通に食べていましたし、手の震えや失神などが、うつ病の症状とは思えなかったからです。

「そんな副作用が出るのは、一〇〇〇人に一人ですよ！」

医師は強い口調で言いました。「問題は薬ではなく、あなたでしょ。あなたがそういう病気になったから、こういう症状が出ているんでしょ」と言われているのだと思いました。

医療の知識がなかった私は、黙ってそれを受け入れました。もう医師の言葉に疑問を持つだけの思考力も気力もありませんでした。抗うつ剤（パキシル）は二錠から三錠（30mg）に増やされました。そのころはもう自分が何をどれだけ飲んでいるのかわからなくなっていました。とにかく少しでも楽になりたいとだけ願い、それさえ叶うなら、出されたままに薬を飲めばいいのだと思いました。

しかし手の震え、めまい、息切れがひどくなり、立っていられなくなりました。立ち上がると失神するので家の中を四つんばいで移動しました。自分で血圧を計ってみると、上が七〇台、下が五〇台でした。あまりにも苦しく、予約の日を待たずに受診すると血圧を上げる薬（リズミック20

mg）が出され、それを飲むと異常に肩が凝ったようになって気持ちが悪くなりました。

ふたたび受診し、そこで初めてパキシルが減量され、違う抗うつ剤（アモキサン）が追加されると手の震えは止まりました。このとき、抗うつ剤（パキシル10mg、アモキサン30mg）、抗不安薬（レスリン錠25mg×三錠、ワイパックス0.5mg×三錠）、精神安定剤（頓服。ソラナックス0.4mg）、睡眠導入剤（アモバン7.5mg）、便秘薬（ラキソベロン）の合計七種類が一日分として処方されていました。（薬の分類は、当時、主治医に説明された通りです。今、ネットで調べると、レスリンは「抗不安作用の強い抗うつ剤」と書かれています）。

その直後に主治医が変わりました。公立の病院では、毎年主治医が変わると後で知りました。「抗うつ剤のパキシルはよく効くお薬なんですが、あなたにはどうも合わないようですね」と言って、新しい主治医はパキシルを止め、抗うつ剤はアモキサンだけになりました。動ける時間が少し増え、食欲も少しずつ出てきました。急に襲ってくる異常な不安感に悩まされることもなくなりました。

こうして悪夢のような夏は終わりました。六月の初診日から四か月近くが過ぎていました。

六年間の泥沼から抜け出す

主治医が替わり、薬が変わってからは、命を脅かされるような副作用はなくなりました。ただ頭はつねにぼんやりとし、のろのろとしか動けません。

穏やかな生活が戻ったので久しぶりに本を開いてみましたが、意味がなかなか頭に入ってきません。読む行も頻繁に間違え、読書を一度中断するとそこまでの内容をまったく思い出せず、驚きました。

本を変えて軽い小説を読みはじめても主な登場人物の名前が覚えられず、筋を追えないので、本を読むことは諦めました。

本は子どものころから好きで、健康だったときには毎日何冊かを同時進行で読んでいました。本が読めないことは、いま考えれば深刻なことです。しかしそのときはショックを受けませんでした。うつ病を経験した友人から「うつ病になると本も読めなくなる」と聞いていたので、「これも病気の症状なんだ。いっときのことだ」と受け入れていました。

新しい仕事に挑戦

ほとんど外出もせずにひっそりと生活を続けていると、徐々に状態も落ち着き、薬は減っていきました（初めて受診した二〇〇四年六月の半年後には二種類飲んでいた睡眠導入剤のうちアモバンをやめ、一〇月から加わったロヒプノールが二錠から一錠に。翌年一月には、抗不安薬と説明されていたレスリンが三錠から一錠になり、ロヒプノールを中止。二月には抗うつ剤のアモキサンが三錠から二錠になりました）。

すると頭がはっきりしてきて、本が読めるようになりました。気力も出てきて、うつ病を一日も早く治したいという気持ちが高まりました。病院では「しっかり薬を飲んでください」という以外の具体的な指導（運動や栄養など）はなかったと記憶しているのですが、私は薬だけでは治らないだろうと感じていました。心理カウンセリングを受けたら改善するのだろうかと思って調べたことがありましたが、一回一万円という料金は、収入のない自分には手が届かないものでした。

認知行動療法、呼吸法、瞑想など、さまざまな本を読んでは、独学で次々と試しはじめました。もともと調べること、新しいことを試してみることが好きです。うつ病に効果がありそうだと思い、ヨガも始めました。毎日夜明け前には目が醒めるので、暗いうちから散歩をするようにもなりました。運動が脳によいと思ったからです。公園の小山の上で、登ってくる太陽の光を浴びていると、皮膚を通してエネルギーが染み込んでくるようでした。「大丈夫。私はきっと治る」そう信じられました。

私は回復してきたことがとてもうれしく、もっと積極的なリハビリをしたいと考えはじめました。短時間でも仕事をすれば、頭も体も使い、途切れてしまった社会とのつながりを回復し、もっと元気になれるだろうと思ったのです。

「毎日一人で家にこもっているのはよくないと思うので、外に出て何か少し仕事をしたいと思っています」

「仕事ですか。仕事より趣味にしたらどうですか？　仕事は勧められません。もしどうしてもというなら、なるべく暇で、楽で、責任のない仕事にしてください」

私は主治医のアドバイスどおりの短時間の仕事を探しはじめました。しかし「暇で楽な仕事」はありません。せめて座ってする仕事なら楽かと思い、新しくできたコールセンターに応募し、大量採用の一人になりました。

だけど覚えられない

しかし研修に入ると、手順が覚えられないのです。私より年配の人たちが苦もなくできるパソコン操作が、私一人だけどうしてもできません。「家で覚えてきたいのでマニュアルを持って帰りたい」と講師に頼みましたが、社外秘だと断られました。

講師も研修仲間も「覚えられない」ということが理解できず、私を見る目が変わっていきました。誰より私自身が、なぜここまでできないのか理解できませんでした。うつ病は記憶力を失う病気だったのかと青ざめましたが、研修は進んでいきます。呆れた目で見られるたびに「私は病気なんです！」と叫びたくなりましたが、うつ病の治療中であることは、面接のときから隠していました。言えば採用はないと思ったからです。

結局、何も覚えられないまま、研修途中で辞めました。不眠、頭痛、倦怠感をぶり返していましたが、それ以上に自分のぶざまな姿に耐えられなくなっていました。「これは病気の症状で、できなくても仕方がない」と考える冷静さはなく、ただ恥ずかしさとみじめさに切り裂かれていました。受診すると、抗うつ剤（アモキサン）と抗不安薬（ワイパックス）が増えました。そして私はまたぐったりし、「うつ病患者」として、ただぼんやりと過ごす日々に戻ったのです。

幻聴も幻視もそれと気づけない

このころ、今もたまに聞こえる「夕焼け小焼け」の幻聴を初めて体験しました。何度も繰り返しはっきりと聞こえるのですが、幻聴という言葉は思いつきませんでした。人の声が聞こえるのが幻聴だと思っていたからです。受診のとき、この体験を説明し「なんでしょうか？」と聞くと、主治医はただ首を傾げていました。うつ病の症状でないなら、空耳の一種だったんだなと思いました。

もしそのとき医師が、ほかの幻覚についても質問していたら……。

「何かを人や動物と見間違えたり、壁のシミなど曖昧なものが人の顔や動物に見えたり、奇妙な目の錯覚を経験したことはないですか？」と聞かれていれば、うつ病ではなく、ごく初期のレビー小体型認知症（レビー小体病）である可能性に気づけたかもしれない。そう考えたのは、このずっと後になってレビー小体型認知症を疑い、初めて専門医を受診したときです。うつ病と診断されたとき、すでに幻視を経験していましたが、目の錯覚と思っていましたから、医師に伝えたことは一度もありませんでした。

それでも、医師を責める気持ちはまったくないのです。私がうつ病と診断された当時（二〇〇四年）、レビー小体型認知症という病名や症状の詳細を知っていた医師がどれだけいたでしょう。私自身、病名すら知りませんでした。広く知られていない病気の患者が適切な診断名と治療にたどり着くまでには必ず困難があり、不運としか呼べない長い年月があることを、さまざまな闘病記を読んで知りました。

今度はコンビニへ

うつ病治療を受けていたあいだ、私の病気を理解しているごく親しい友人以外とは、会うことを避けていました。うつ病の診断前は複数のグループに属していろいろな活動を楽しんでいましたが、すでにすべてから抜けていました。最悪の時期からはずいぶん回復したとはいえ、見た目も中身もすっかり別人になったことは自覚していました。一度、ばったり会った知人から憐れみの目で見られたことは忘れられません。定期的に参加していた地域の集まりからも遠ざかりました。

「うつ病だなんて情けない」「そんなに心の弱い人じゃないと思っていたのに」と二人の年配者か

ら言われ、うつ病への根強い誤解と偏見も知りました。私の病気を知った人たちから腫れ物に触るように扱われることも嫌でした。

仕事を辞めてふたたび家にこもり、温室の植物のように生活していると、体調不良は落ち着き、増やされた薬は減ります。そしてまた元気が出てくると、「こんな隠遁生活をしていたら一生治らない」と考えはじめます。人とのつながりを取り戻さなければと思うのです。しかし活発だった私を知っている人よりは、今の私しか知らない人のほうが比較される心配がないような気がしました。

私は、ふたたび病気を隠して駅前のコンビニでパートの仕事につきました。自宅の最寄駅ではないので、知人と出くわす心配もありません。レジの仕事は、ぼんやりした私にもできそうに思えました。カウンターを隔てた簡単な接客は、人を避けてきた自分には、よいリハビリになるかもしれない……。

しかし始まってみると、ほとんどの時間は裏にいて、休む間もない肉体労働でした。そして私の記憶力が、まったく回復していないことにも気づかされました。店の棚から減った商品を補充する作業も、裏に行くと商品を忘れ、もう一度見に行かなければいけません。複数の商品の補充となると、急いでメモをしても頭が混乱し、毎回間違えてはあわてていました。発注の仕方を教えられても頭に入らず、努力すればきっとできるはずだと、自分でつくった仕事のノートを自宅でも繰り返し見て覚えようとしましたがダメでした。初めて一人で発注したとき、間違えて大量の商品が届き、店長から「あなたには二度とさせない」と言われました。

同僚たちも話しかけてこなくなりました。コールセンターのときと同じ泥沼に、私は沈んでいきました。辞めると伝えたとき店長は笑いながら言いました。「あなたみたいな人はね、仕事に向いてないいんだよ。家で主婦やってたほうがいいよ」

そしてまた増える薬の種類と量。

頭にかかる濃い霧。

植物のような生活。

ふたたび地獄のルーティンへ

私はすっかり無能になり、使い物にはならず、社会からまったく必要とされない人間になったのだと思いました。泣くでもなく笑うでもなく何をするでもなく、それでも毎日はどこかに流れていくようでした。そんなある日、ラジオから平原綾香の「ジュピター」が流れてきました。「夢を失うよりも悲しいことは自分を信じられないこと」と聴いたとき、突然、正気に返ったように感情が蘇りました。

「どうして私はこんなに情けない人間になってしまった？　なぜ治らない？　いったいいつまでこれが続くんだ？」

疲れてぐったりするまで泣いてから、麻痺したような頭で思いました。私はこのまま何の役にも立たずに、ただ年老いていって死ぬんだな……。うつ病患者として薬を飲み続けた六年弱のあいだに死にたいと思ったことは一度もありません。でも、自分に価値があるとも思えませんでした。

私は、うつ病が治るという希望を完全に失っていました。

毎月欠かさず病院には通っていましたが、自分から何か質問しようという意欲も、よくならない苦しさや悩みを話す気持ちにもなりませんでした。

「どうですか？」

「あまり変わりません」

毎年替わるどの主治医も冷ややかに、興味なさそうに同じことを聞き、電子カルテを見ながらカチカチと何かを打ち込み、「では、同じお薬を出しておきます」と言って短い診察は終わりました。

無機質な診察室を出て、長い廊下を歩き、広いロビーの隅に置かれた自動販売機のような機械に行って診察代一四〇〇円を入れる。出てくる領収証と来月の予約票と処方箋を取ると、病院を出て薬局に行き、お金を払い、薬を持って帰宅する。毎月毎月、何年も繰り返されるそのルーティンに意味は感じられず、終わりも見えず、虚しさだけを意識する通院でした。

この「風邪」はいつ治るのだ？

体調が少しでも安定すると、「薬をやめたい」と毎年替わる主治医には伝えていました。抗うつ剤が効いたと感じたことはありません。しかし返ってくる答えは、どの医師もまったく同じでした。

「薬をやめたらもっと悪くなりますよ。うつ病は再発しやすい病気なんです。最低半年、できれば一年間よい状態が続けばいいですが、そうでない限り薬は続けてください」

体調のよい状態が半年間続いたことはありませんでした。季節の変わり目も梅雨も体調の悪い日が増えました。それでも主治医が替わるたびに「薬をやめたい」と伝え続けました。医師の言葉に従っていたら、薬をやめられる日など来ないのではないかと思いました。

「私はいつまで薬を飲み続けるんですか……一生ですか？」

「お勧めをされている人は、定年まで飲んだり。まあ一生飲み続ける人もいますよ」

私が最初にうつ病と言われて本で調べたとき、「薬をしっかり飲めば数か月から半年でよくなる」と書かれていました。私はそれを一〇〇%信じていました。だからどんどん悪化していったときでも、薬さえ飲めば必ず治るのだと思って、すがるように飲み続けました。

うつ病が、なぜ「一生薬を飲み続ける病気」になるのか、私には理解できませんでした。当時、「うつ病は心の風邪」（製薬会社主導の啓発キャンペーンで使われた言葉）という言葉をテレビでも新聞や雑誌でもよく目にしました。

私にとって一時期は「瀕死の肺炎」でしたが、それでも診断されたころは、必ず治る病気だと信じていました。「風邪」で病院に行って、「風邪薬」を一生飲み続けることになる？ それはいったいどういうことなのだろう……。私は疑問と強い違和感を覚えましたが、何がどう間違っているのか、そのときの私にはわかりませんでした。そうして初診のときに中学生だった子どもたちは、大学生と高校三年生になっていきました。

この期間の自分の写真はほとんどありません。数少ない写真を見ると生気のない顔で、年よりもずっと老けて見えます。服も地味で目立たないことを基準に選んでいました。うつ病の治療をしていたあいだ、おしゃれをしたいと思ったことがありません。誰の目にも留まらず、居ても居ないかのように見過ごされる存在でありたいと思っていました。私は変わってしまった自分を見られたくなかったのです。

七人目の主治医

長い通院に終止符を打ったのは、七人目の主治医でした。「今日から私が担当することになりました」と若い男性医師から挨拶されたとき、「この人で何人目だろう」と思いました。

「体調の波はあるが、落ち着いて生活できている」と伝えると、二錠だった抗うつ剤（アモキサン二五mg）が一錠になりました。五年二か月間飲み続けた抗不安薬（ワイパックス。ベンゾジアゼピン系）も初めて中止になりました。

以前、抗うつ剤を変えて異常な不安に襲われることがなくなったときに「抗不安薬はもう必要ないと思います」と主治医に伝えました。しかし「抗うつ剤と一緒に飲むことで効果が高まるんです。不安がないと思っても飲み続けてください」と説明され、そのまま中止を検討されることは一度もありませんでした（二〇〇四年九月に三錠で始まり、二〇〇五年二月に二錠に。二度増量があったが、二〇〇七年一月に一錠に減っていた）。

薬が減ると、寝付けない日が多くなりました。ベンゾジアゼピン系薬剤の依存性や離脱症状については何も知らず、薬の量を戻したほうがいいのだろうかと何度も考えました。しかし薬に頼らない生活を取り戻したいと思い続けてきたので、眠れないことは気にしないことにしました。「今日眠れなければ明日は眠れる。二日眠れなければ三日目には必ず眠れる」。そう考えると楽になりました。

そのころ最も親しい友人と会ったときに、「元気になったね」と言われました。不眠に気を取られてよい変化は自覚していなかったのですが、ずっと私を見てきた友人が変化を指摘するのだから、薬を減らしてよかったのだと納得できました。その後は、明らかに以前より調子がよくなっていきました。次の診察のとき、私は毎年主治医に繰り返してきた言葉を伝えました。

「体調もよくなっています。私、薬をやめたいです」

返ってくる言葉は、どうせ同じだろうと思っていました。しかし、新しい主治医の目が見開きました。

「やめましょう、すぐやめましょう!」

まったく予期しなかった言葉に、私の方が驚き、あわてました。

「えっ? そんな、すぐにやめても大丈夫なんですか?」

「不安ですか? 徐々に減らしていけば大丈夫ですよ」

「一錠のカプセルをどうやって減らすんですか?」

「二日に一錠にしてみましょう」

今度は苦労なく抗うつ剤をやめることができました。

治った！

本は以前のハイスピードで読めるようになり、元気だったころの多読に戻りました。友人に勧められて登録はしたものの使い方がさっぱりわからなかったSNSも「急に使い方がわかるようになった」と当時の日記に書いています。好きだった運動もまた心から楽しめるようになり、毎日ジョギングをしていました。気持ちは晴れやかで、何か新しいことをしたいとうずうずしてきます。

「やった、治った！　うつ病が治った！」

精神科を初めて受診してから六年近くが経っていました。薬の知識のなかった私には、その六年間が何を意味していたのかもわかりませんでした。それよりも元気な自分に戻れたことが、ただただうれしくて、「治ったぁ！」と叫びながら走り回り、跳ね回り、転がり回りたい気持ちでした。

「私は復活した。私は生き返った。私は私を取り戻したぞ！」

何回でも叫びたいと思いました。

治療というジャングルの進み方

「うつ病患者」として治療を受け、苦しみ続けた六年間を振り返ってみると、どこまでがレビー小体病の症状で、どこからが薬による副作用だったのかは、よくわかりません。

医師にも質問したことがありますが、明確に分けることはできないと言われました。うつ病そっくりな心身の不調はレビー小体病でもよく出る症状であり、「初期には、うつ病との区別は困難(どんな医師にもできない)」と何人もの医師から聞きました[★1]。

では、打つ手がなかったのかといえば、「治療で重い副作用が出た時点で、医師にはレビー小体型認知症の可能性を考えてほしかった」とある医師は言いました。

レビー小体型認知症と診断される

さて、四七歳のときに取り戻したはずの健康な生活は続きませんでした。

うつ病が治ったと喜んだ翌年には、人の錯視を頻繁に見るようになりました。ある夜、寝室の扉を開けると見知らぬ男が寝ていて、心臓が止まるかと思いました。そのとき、目の錯覚にしては鮮明に見えすぎると初めて気づきました。

検索で出てきたレビー小体型認知症について調べていくと、多くの症状が当てはまっていました。「誤診や誤った治療で悪化する患者が少なくない」とあり、自分や周囲の人が気づかなければ、取り返しのつかない結果を招くことを知りました。レビー小体型認知症は一般の人にはもちろん、医師にもまだ十分には知られていない病気だったのです。

私は、この病気に詳しい専門医のいる病院を受診しましたが診断はされず、経過観察となりました。体調不良に苦しみ、幻視への恐怖は耐えがたいものになっていたのですが、「治療はしない」「進行を遅らせるために本人にできることはない」と言われ、認知症医療に対してさまざまな疑問を抱きました。私は、自分で自分を救うために医療情報をあさる能動的な患者に変わっていきました。

初診の翌年、同じ医師からレビー小体型認知症と診断され、抗認知症薬による治療が始まると幻視など、さまざまな症状が改善。その翌年から匿名で認知症のプロジェクト[★2]に協力したり、NHK「ためしてガッテン」（現番組名は「ガッテン！」）などの取材を受けはじめました。そして診断から一年半後に初めて当事者として実名で登壇し（NPO法人認知症ラボ主催「レビーフォーラム二〇一五」）、同じ年、診断前後の日記が書籍化されました（『私の脳で起こったこと』）。

ファンタジーを演じさせられる医師

実名で活動を始めると、認知症を専門とする医師と知り合う機会が増えていきました。「人と人」という水平な関係で話すようになって、「患者」という位置からは知るすべのなかった医師側の世界が見えてきました。患者と医師が、違う「常識」の上に立っていることを知り、同時に医師も不安や苦悩を抱えていることを知りました。

「医師にとっても病気の症状と薬の副作用を区別することは難しい」

「薬を減らすことは勇気がいる」

ひと言ひと言が、私のなかにあった「患者側の常識」を突き崩していきました。

「闘病の戦場では医師だけが頼り。医師だけが敵を熟知し、最強の武器を取りそろえ、その武器を操って、自分を苦しみと不安から救い出してくれる」。そんなファンタジーを多くの患者は信じています。私も四一歳で初めて精神科を受診したときは、そんな無知で受け身な患者でした。

でも、今はわかります。複雑で曖昧で困難な戦況の最前線にひとりで立たされ、「さあ、早く助けて」と患者と家族から凝視される医師。その手には、たった一つの武器しかないのです。その武器には、多くの患者が期待するほどの威力はなく、むしろ予測のつかないさまざまなリスクが伴います。「薬で症状を消せと医学部時代から教えられてきたから、症状が消えなければ薬を増やすことは当然だと思っていましたよ。でも精神症状なんてそうそう消えない」と悔しそうに語った医師がいました。精神科の薬をどんどん増量し、悪化していったとき、追いつめられていたのは患者だけではなかったのです。

患者の視点しかなかったころの私には、そんな事情はわかりませんでした。テレビも本も「よいお薬がありますから、早めに受診しましょう」としか伝えていませんでした。近年の報道とは異なり、多剤併用のリスクを警告する記事を見たことはありませんでした。

早期発見は無理

患者の大きすぎる期待は、失望と的外れな恨みを簡単に生みます。それでは医師も患者もお互いに不幸です。不毛です。この不幸は、どうすれば減らすことができるんだろうかと考えてきました。認知症や認知症医療について学ぶほどに知ったのは、「脳のことでわかっていることは本当に少ない」ということです。医療に担えることは限られているということです。いまだに原因もわからず、治す薬もなく、確実な予防法もない病気なのです。加えて個人差が大きく、診断名が同じでも人によって病状が大きく違い、薬の効き方も副作用の出方も進行の仕方も一人ひとり違います。人間関係など環境の影響が非常に大きく、環境だけで症状が大きく改善したり悪化したりします。これからどんな症状がどう出て、どう進行していくのかなど、誰にもわからないのです。しかし患者側からはそうは見えません。認知症が病気なら、問題を解決する責任者は医師だと思ってしまいます。

高齢化に伴って増える高齢者の認知症は、老化との線引きすらできない曖昧模糊《あいまいもこ》としたグラデーションの世界です。しかし多くの人が、画像検査で簡単に白黒がつき、薬さえ飲めば進行を抑えられると誤解しています。

「早期発見・早期診断が大事」と言われ続けていますが、早期であればあるほど症状は目立たず、種類は出そろわず、画像にも認知機能検査の数値にも表れにくく、診断は困難という現実を患者や家族は知りません。受診が早ければ早いほど早期発見はされず、後々不満を口にする人が多くなっています。

ならば、「早期に正しく診断することなど無理です」と宣言してはどうでしょう。それが常識になれば、患者も家族も医師ももっと楽になり、害も減るのにと思います。

「最初から正しい診断にたどりつけなくて当たり前」

「膨大かつ日々更新されていく数多い病気と治療の知識を、一人の医師が網羅するなど不可能」

「薬は使ってみなければ、その人に合う薬も、合う量も、どんな効果や予期せぬ副作用が出るのかも予測がつかない」

患者や家族はこれらを肝に銘じ、「じゃあ、どうすれば害を最小にし、益がより大きい医療に一歩でも近づけるのか。そのために自分に何ができるのか」と考えていくほうが現実的だと私は思っています。

先の見えないジャングルを、目をつぶって付いていく？

そもそも医療に解決策を求めないほうがいい病気、病状、年齢層、環境もあります。

高熱が出たら解熱剤を飲んで出社、眠れなくなったら薬を飲んで仕事を続けるという考え方が、根本から間違っていたのだと今ならわかります。身体が「このままだと危ないよ」と信号を出して教えているのに、対症療法でしかない薬で蓋をして突き進めばどうなるか……。何がなんでも仕事を続けるために睡眠薬を求めて精神科に行った私は、落ちるべくして穴に落ちたのです。

超高齢になって物忘れが増えたら、認知症の薬を飲めばいいのだと思っている人たちもいます。脳に作用し、思いがけない害を生む可能性がある向精神薬は、抗認知症薬も含めて、ビタミン剤のように気楽に飲むものではないと伝えたいです。

治療とは、視界のきかないジャングルを踏み分けて進む冒険のようだと今は思います。医師にだって、先は見えないのです。そんなジャングルを、目をつぶって医師の後ろにくっついていくのは危険すぎます。それでは崖から落ちても文句は言えない。医療の限界を知るにつれて、そう考えるようになりました。

自分の命がかかっているのです。自分の病気や自分の飲む薬のことを知らないのは、コンパスを捨てて進むのと同じです。患者や家族が症状を観察し記録したものが、いちばん大事な地図です。その地図（ポイントを記した略図）を医師と見ながら、どう進むのかを話し合います。

もし医師と納得いくまで話し合い、お互いに協力し合いながら進むことができれば困難な道でも安心ですし、うまくいかなければそのつど細やかに軌道修正しつつ、よりよい方向に進んでいけるはずだと私は考えています。たとえ途中で道に迷ったり、転んで怪我をすることがあったとしても、納得して進んだ道であれば悔いたり恨んだりすることはないでしょう。

仮説でいい、仮説だからいい

私は、患者や家族や介護職が変わることが大事と伝え続けてきたのですが、じつは医療者側にもリクエストしてきたことが一つだけあります。「診断は、希望とセットで伝えてほしい」ということです[★3]。

「早期発見・早期絶望」という言葉をご存知でしょうか？　正確な診断のためにと高価で心身への負担の大きい検査を次々と受けさせられた結果、「××型認知症です」とは告げられたけれども、生活の相談機関や社会的なサポートやピアサポートや家族会の存在は何も知らされず、絶望から引きこもり、急激に悪化してしまう。特に若年性認知症で長年続いていたそんな状況を当事者たちが表現した言葉です。

精神科医・中井久夫は、著書『こんなとき私はどうしてきたか』（医学書院）に、すでにその答えを書いていました。

診断とは、治療のための仮説です。最後まで仮説です。「宣告」ではない。（同書一二頁）

さて、「私はこれからどうなるのでしょう」と患者さんに聞かれたら、みなさんはどう答えますか。なによりも大切なのは「希望を処方する」ということです。私は、予後については「医療と家族とあなたとの三者の呼吸が合うかどうかによってこれからどうなるかは大いに変わる」ということだけを申します。つまり、「幅がある」「可塑性がある」「変わりうる」ということです。（同書一〇頁）

次に、「きみの側の協力は、まず第一に都合の悪いことを教えてくれることだ」と告げます。「たとえば薬に関する苦情を私に言うこと、これがあなたの側の最大の協力です。そうでなければ私はきっと間違って判断するだろうからね」というように。（同書一三―一四頁）

これは統合失調症など精神科での治療の話ですが、認知症を引き起こす病気にもそのまま当てはまります。「アルツハイマー型認知症と診断したが、数年経ってもあまり進行しないので違う病気（嗜銀顆粒性《しぎんかりゅうせい》認知症など）だったと気づいた」「高齢者の場合、時間が経つにつれて、ほかの型の認知症を併発し、病態が変わっていくことはめずらしくない」と認知症専門医から聞きました。

高齢になるほど、いくつもの脳の病気を併発していくことがわかっているのですから［★4］、切り分けたピザのように円グラフで示される各病気の割合に意味があるとは思えません。画像ですべてがわかるわけでもなく[★5]、解剖して調べた脳の状態と生前の認知機能の状態が一致しない場合があることも報告されています[★6]。

認知症の診断こそ、仮説でいいじゃありませんか。「今の段階で最も可能性が高いのはこれだが、将来的には変わっていく可能性もある」と患者と家族に伝え、変化を慎重に診て、柔軟に対応していくほうが、患者も家族も医師もしあわせになると思いませんか?

★1……レビー小体型認知症患者の四六%の初期診断名が、うつ病だったという調査があります(高橋晶、水上勝義、朝田隆「レビー小体型認知症(DLB)の前駆症状、初期症状」『老年精神医学雑誌』第二二巻増刊一号六〇 - 六四頁、二〇一一年)。

★2……井庭崇、岡田誠編著『旅のことば──認知症とともによりよく生きるためのヒント』(丸善出版)。「認定NPO法人健康と病いの語りディペックス・ジャパン」のサイト中の「認知症の語り」。

★3……現在では、診断前後に希望を伝えられる冊子や動画があります。

(1)『本人にとってのよりよい暮らしガイド── 一足先に認知症になった私たちからあなたへ』(「日本認知症本人ワーキンググループ」作成協力)は無料ダウンロード可。一冊三五〇円でも販売。

(2)DVD「本人座談会」はYouTubeでも公開。DVDは、NHK厚生文化事業団で無料貸し出し。

(3)『もしも 気になるようでしたらお読みください』(「認知症かも…」と不安を抱えている本人と家族が安心と希望を持って医療や支援につながるための冊子)は、「認知症介護情報ネットワーク」から無料ダウンロード可。

★4……九州大学大学院医学研究院「久山町研究」。ほぼ全住民の生活習慣などを追跡調査し、亡くなった後は解剖による検査が行われます。

★5……レビー小体型認知症患者への画像検査の精度は、DaT 八一・九%、SPECT 七六・四%、MIBG心筋シンチグラフィ六九・二%。この三つとも陽性だった患者 三五・〇%。罹病期間が二年未満の患者に限ると、DaT 五〇・〇%、SPECT五六・三%、MIBG心筋シンチグラフィ 五六・三%。(内海久美子他「レビー小体型認知症の初発症状と関連症状の発現率・性差、および前駆症状との関連── 脳血流SPECT・MIBG心筋シンチ・DaTスキャンシンチ検査と症状の関連性を通して」『老年精神医学雑誌』第二八巻二号、一七三 - 一八六頁、二〇一七年)。

★6……デヴィッド・スノウドン『100歳の美しい脳』(藤井留美訳、DHC)など。

エピローグ

自分が小さな子どもだったころの記憶が、ふいに鮮明に蘇ることが増えたように感じています。朝、観るわけでもなくついているテレビから手遊び歌の「ずいずいずっころばし」が流れてきました。

「ずいずいずっころばし、ごまみそずい。茶つぼに追われてとっぴんしゃん。抜けたらどんどこしょ……」

そのとき、突然、円形に並んだ小さな握りこぶしが、頭に映像として浮かびました。次に、丸い木製の湯船に浸かりながら母ときょうだいと一緒に手遊びしていたときのことが頭の中で鮮やかに蘇りました。丸めた指に母の人差し指が順々に入っていく感覚と映像です。母の指が早く私のところに来てほしいという期待と鬼に当たるのは怖いというスリルが混ざった興奮や浴室に響く笑い声をリアルに思い出したのです。タイムスリップしたように……。

そんなふうにお風呂で遊んだことを、私は何十年ものあいだ、すっかり忘れていました。なのに五十数年前の記憶が、映画のワンシーンのようにくっきりと頭に描かれたことに私は驚きました。この記憶は、いったい脳のどこに、どんなふうに保存されていたのでしょう。時間を飛び越え過去が立ち現れることを神秘的な出来事だと感じました。

——ああ、母はあんなふうによく手遊びをしてくれた。私たちきょうだいは、大きな声をあげて笑い転げていた……。

すると突然、「ああ、どうしよう」と胸がふさぎました。

——私は、私の子どもたちにこの手遊びをしてあげなかった。すっかり忘れていた……。

「この手遊び、母がお風呂でしてくれたんだよね。でも私、子どもたちにしてあげなかった……」

私が言うと、夫が即答しました。

「したよ。お風呂でしてたよ」

「してた!?」

私にはその記憶がありません。どうしても思い出せません。五十数年前の記憶が突然蘇ったのに、それよりもずっと新しい記憶が思い出せないのです。

幼児と一緒にお風呂に入ることは、人生のなかで、ごく限られた特別な時間だと感じます。一歳の孫と一緒にお風呂に入る機会がありました。私の腿の上に仰向けに寝かせて髪を洗うとき、「やり方を忘れてしまったけど、できるだろうか」と少し緊張しました。

ところが孫は、あまり会う機会のない新米祖母の私にすべてを任せて悠然と横たわっているのです。一点の疑いも不安もなく、悟りを開いたような半眼のまま、微動だにせず、いのちを委ねているのです。神様みたいだなと思いました。

私たちには持つすべもない信頼感を一歳児は持っている。言葉でのコミュニケーションもとれない知らない人を信頼しきって、自分を丸ごと任せることがどうしてできるのでしょうか。私は、神聖なものに触れていると感じながら、髪を洗い、体を洗っていきました。

そのとき私の手は、私の思考とは違うものを認識していました。私の手は覚えていたのです。幼児のずっしりと希望のつまったような体の重み、つやつやした肌の弾力の強さ、プクリと膨れたお腹、お饅頭のような握りこぶし、一列に並んだ大豆のような足の指……。

私は、だんだん今がいつで、自分が何歳なのか、よくわからなくなっていきました。私の膝の上でなすがままに洗われているのは、私の子どもの子どもです。それはよくわかっています。なのに私の手がリアルに思い出しているのは、私の子どもを洗っていたときの感触です。その「私」は、二十代です。そして私の気持ちもそのときに引き戻されていくのです、うっとりと。

――このまま時間が止まってしまえばいい。

そのなかでふと「今」に戻ります。これはいったいどういうことなのだろう。夢の中で「これは夢だ」と思っているように、初めて体験した感覚を「これは変だぞ」と自覚します。

時間感覚が障害されているせいで、手が覚えていた記憶が引き金となって時間と記憶がもつれ、頭の中で時空が大きく歪んでしまっているのか……。

短い時間ではありましたが、私はたしかに時空を超えていました。意識はしっかりあり、目の前の子どもは私の孫だと自覚しながら、脳の中では二十代の自分に戻っていたのです。

健康な人でも、似た錯覚は起こると思います。ただ脳の機能が弱るほど、この時空の歪みは、ちょっとしたきっかけで引き起こされるのかもしれません。

認知症のある高齢者が「子どもを幼稚園に迎えに行かなければ」「会社に行く」「畑に水をやりに行く」と言うことは、想像していたよりも自然なことのように思いました。

時間と記憶はくっついていますが、つねに整然と並んでいるわけではないようです。氷室に積んだ氷のようにきっちりと並んでいると思っていた時間と記憶は、ときに溶けて流れて交じりはじめます。蒸発して気体となり、空に広がっていくものもあるでしょう。でも、消えてなくなったわけではない気がします。目には見えないだけで、本人が意識できないだけで、ちゃんとそこに存在し続けているように感じます。

だから見えなくなったからといって、苦にしなくてもいいんじゃないかと思うのです。大切な思い出は、形を変えてそっと私たちを包んでくれているのですから。

おわりに

私の脳をめぐる旅に最後まで同行してくだって、ありがとうございました。

途中、「おっ、自分にも似たことがあるぞ」と思われた方もいらしたのではないでしょうか。もし「これは自分と似ている」と思う箇所などがありましたら、教えていただければとてもうれしいです。個々にお返事をすることはできないと思いますが、みなさまから未知の世界を学びたいですし、そこから何か新しいことが見つかるかもしれないと思っています。

さて、本文に付け加えたいことがあります。

「今も生傷」と書いたあの「うつ病」時代の詳細は、これまで誰にも話したことがなく、書いたのも初めてでした。じつは毎日泣きながら原稿を書いていました。

ところが、医学書院のウェブマガジン「かんかん！」にアップされたものを読んでみると、当時の自分とのあいだに距離が生まれ、それを冷静に眺めることができたのです。かさぶたがペロリとはがれた部分は、もう触ってもなんともないただの古い傷跡に変わっていました。「書くことで回復する」ということを、思いがけず人体実験できてしまったわけです。

ただ、それを一人きりでできたかといえば、できなかったと思います。

自分は守られていると感じられる「場」があって、そこに私の言葉を否定することなく受け取り、言葉を返してくれる人が居て、初めて語る（書く）ことができたのだと思います。そして語ることができたとき、人は回復するんだなと実感しました。

原稿を書いているあいだ、編集者の白石正明さんは、遠くも近くもない距離に「ただ居る」のですが、それだけでへたなものは見せられないという緊張感と、行きづまっても必ず守ってもらえるという安心感を生み出していました。父性と母性の両方を強く併せ持った白石さんとの共同作業から得たものは、これからの私の糧です。

「かんかん！」での二年半の連載を終えて、この本のために加筆しているあいだに、「シリーズ ケアをひらく」は、毎日出版文化賞（企画部門）を受賞しました。私は以前から「ケアをひらく」の本たちのファンでしたので、自分のことのように拳を握りしめました。

自分がその末端に加えられるなんて、夢のようです。でもふと、あのまばゆい執筆者たちの本と一緒に並べられることを想像したら、急に書くことが恐ろしくなってしまいました。あわてて深呼吸、深呼吸……。

私には何のキャリアも専門もなく、胸を張って名乗ることのできる肩書もないままこの歳まできました。今もただの病人です。でもそんな人間として、どこまでもただ誠実に書けばいいんだと思い直しました。

本の中では、脳が誤作動を起こしたときのことばかり書いているので、とんでもない日常に見えますが、実際には、誤作動の頻度が最小になるように毎日あらゆる努力と工夫をしていますから、今のところ大丈夫です。私は、自立した生活を続けられています。

白石さんから直接執筆依頼を受けたのは、三年以上前のことです。「認知症らしくない」と言われ続けることに疲れていたころでした。「自分の症状をどう体験しているかだけを書いてほしい」という依頼は、天から垂れてきた蜘蛛の糸に見えました。

病名や「認知症」という枠にはめ込むことで見失うものがたくさんあります。そのことを十分な時間をかけて丁寧に伝えられる機会を与えられたと思いました。

その蜘蛛の糸は、いま振り返るととてつもなく長い糸でしたが、上も見ず、下も見ず、ただただ目の前の糸だけを見ながら、休むことなく登り続けてきました。それを可能にしてくださった白石さんに心から感謝しています。また、表紙のイラストを描いてくださった北住ユキさん、ブックデザインを担当してくださった加藤愛子さんには、美しく魅力的な本にしていただいたことに深くお礼を申し上げます。自分の産んだ子どもが、こんなにきれいに身支度されて世の中に送り出されると思うと胸がいっぱいになります。

クリスマスイブに送られてきたゲラを読んだとき、「この人（＝私）、ヘンな人だな」と思いました。

「そうか。私は自分が思っていたよりも〝ヘンな人〟だったのか……」

うれしくはありませんが、笑ってしまいました。

自分の病気を公開してからは、〝ヘンな人〟として生きることを許された気がして、私は以前よりも自由になりました。

誰もが、どこかに必ず人と違うちょっとヘンなところを持っているのですから、みんな〝ヘンな人〟として生きるようになれば、こんなに息苦しい社会にも風が通って活気が生まれ、病気になる人も減るのではないかと妄想したりします。

みんながそれぞれにちょっとヘンで、それが自然な社会のなかでは、「どっちが正真正銘のヘンか」とか「どっちのほうが上等のヘンか」などと比べ合うこともないでしょう。誰もが、どこかヘンなままで、苦しむことなく、そのままに生きられたらいいなぁと、強く強く願っています。

二〇二〇年二月

樋口直美

著者紹介

樋口直美（ひぐち・なおみ）

1962年生まれ。50歳でレビー小体型認知症と診断された。41歳でうつ病と誤って診断され、治療で悪化していた6年間があった。

多様な脳機能障害のほか、幻覚、嗅覚障害、自律神経症状などもあるが、思考力は保たれ執筆活動を続けている。

2015年に上梓した『私の脳で起こったこと』（ブックマン社）が日本医学ジャーナリスト協会賞優秀賞を受賞。認知症未来共創ハブ制作のサイト「認知症世界の歩き方」監修。「VR認知症 レビー小体病 幻視編」（シルバーウッド）製作協力。

「飽きっぽいので何でも長続きしませんが、読むことと書くことだけは、子どものころから好きです。書いて生計を立てたことはないのですが、ずっと書いてきましたし、これからも書き続けたいです」

シリーズ ケアをひらく

誤作動する脳

発行　2020年3月1日　第1版第1刷©
2021年6月15日　第1版第4刷

著者　樋口直美

発行者　株式会社　医学書院
代表取締役　金原 俊
〒113-8719　東京都文京区本郷1-28-23
電話03-3817-5600（社内案内）

印刷・製本　アイワード

ISBN978-4-260-04206-2

◎本書のテキストデータを提供します。
視覚障害、読字障害、上肢障害などの理由で本書をお読みになれない方には、電子データを提供いたします。
・200円切手
・左のテキストデータ引換券（コピー不可）を同封のうえ、下記までお申し込みください。
［宛先］
〒113-8719 東京都文京区本郷1-28-23
医学書院看護出版部 テキストデータ係

テキストデータ引換券
誤作動する脳

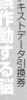

シリーズ ケアをひらく ❶

第73回

毎日出版文化賞受賞!

［企画部門］

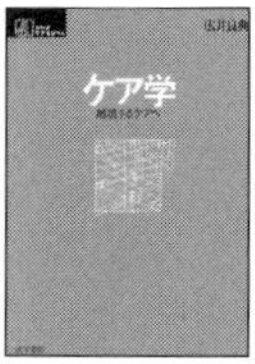

ケア学：越境するケアへ●広井良典●2300円●ケアの多様性を一望する———どの学問分野の窓から見ても、〈ケア〉の姿はいつもそのフレームをはみ出している。医学・看護学・社会福祉学・哲学・宗教学・経済・制度等々のタテワリ性をとことん排して〝越境〞しよう。その跳躍力なしにケアの豊かさはとらえられない。刺激に満ちた論考は、時代を境界線引きからクロスオーバーへと導く。

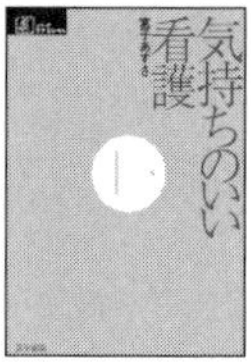

気持ちのいい看護●宮子あずさ●2100円●患者さんが気持ちいいと、看護師も気持ちいい、か?———「これまであえて避けてきた部分に踏み込んで、看護について言語化したい」という著者の意欲作。〈看護を語る〉ブームへの違和感を語り、看護師はなぜ尊大に見えるのかを考察し、専門性志向の底の浅さに思いをめぐらす。夜勤明けの頭で考えた「アケのケア論」！

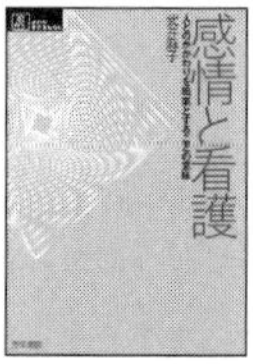

感情と看護：人とのかかわりを職業とすることの意味●武井麻子●2400円●看護師はなぜ疲れるのか———「巻き込まれずに共感せよ」「怒ってはいけない！」「うんざりするな!!」。看護はなにより感情労働だ。どう感じるべきかが強制され、やがて自分の気持ちさえ見えなくなってくる。隠され、貶められ、ないものとされてきた〈感情〉をキーワードに、「看護とは何か」を縦横に論じた記念碑的論考。

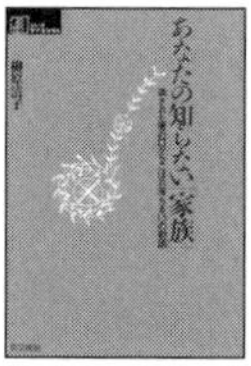

あなたの知らない「家族」：遺された者の口からこぼれ落ちる13の物語●柳原清子●2000円●それはケアだろうか———幼子を亡くした親、夫を亡くした妻、母親を亡くした少女たちは、佇む看護師の前で、やがて「その人」のことを語りはじめる。ためらいがちな口と、傾けられた耳によって紡ぎだされた物語は、語る人を語り、聴く人を語り、誰も知らない家族を語る。

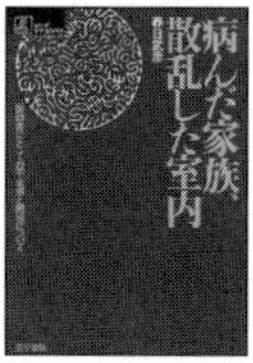

病んだ家族、散乱した室内：援助者にとっての不全感と困惑について●春日武彦●2200円●善意だけでは通用しない——— 一筋縄ではいかない家族の前で、われわれ援助者は何を頼りに仕事をすればいいのか。罪悪感や無力感にとらわれないためには、どんな「覚悟とテクニック」が必要なのか。空疎な建前論や偽善めいた原則論の一切を排し、「ああ、そうだったのか」と腑に落ちる発想に満ちた話題の書。

❷　下記価格は本体価格です。

本シリーズでは、「科学性」「専門性」「主体性」といったことばだけでは語りきれない地点から《ケア》の世界を探ります。

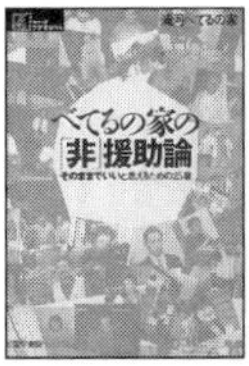

べてるの家の「非」援助論：そのままでいいと思えるための25章●浦河べてるの家●2000円●それで順調！———「幻覚＆妄想大会」「偏見・差別歓迎集会」という珍妙なイベント。「諦めが肝心」「安心してサボれる会社づくり」という脱力系キャッチフレーズ群。それでいて年商1億円、年間見学者2000人。医療福祉領域を超えて圧倒的な注目を浴びる〈べてるの家〉の、右肩下がりの援助論！

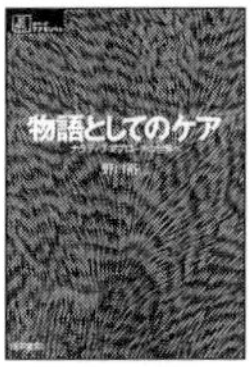

物語としてのケア：ナラティヴ・アプローチの世界へ●野口裕二●2200円●「ナラティヴ」の時代へ———「語り」「物語」を意味するナラティヴ。人文科学領域で衝撃を与えつづけているこの言葉は、ついに臨床の風景さえ一変させた。「精神論 vs. 技術論」「主観主義 vs. 客観主義」「ケア vs. キュア」という二項対立の呪縛を超えて、臨床の物語論的転回はどこまで行くのか。

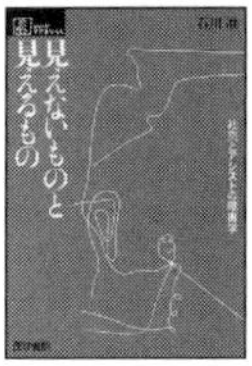

見えないものと見えるもの：社交とアシストの障害学●石川准●2000円●だから障害学はおもしろい———自由と配慮がなければ生きられない。社交とアシストがなければつながらない。社会学者にしてプログラマ、全知にして全盲、強気にして気弱、感情的な合理主義者……〝いつも二つある〟著者が冷静と情熱のあいだで書き下ろした、つながるための障害学。

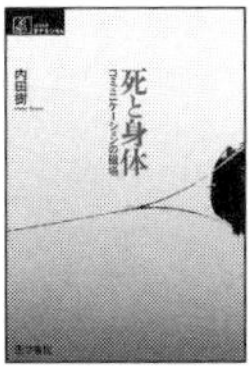

死と身体：コミュニケーションの磁場●内田 樹●2000円●人間は、死んだ者とも語り合うことができる———〈ことば〉の通じない世界にある「死」と「身体」こそが、人をコミュニケーションへと駆り立てる。なんという腑に落ちる逆説！「誰もが感じていて、誰も言わなかったことを、誰にでもわかるように語る」著者の、教科書には絶対に出ていないコミュニケーション論。読んだ後、猫にもあいさつしたくなります。

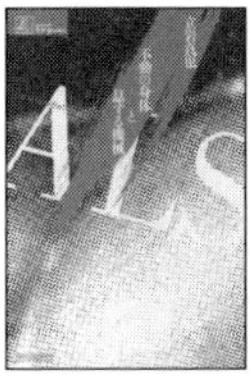

ALS 不動の身体と息する機械●立岩真也●2800円●それでも生きたほうがよい、となぜ言えるのか———ALS当事者の語りを渉猟し、「生きろと言えない生命倫理」の浅薄さを徹底的に暴き出す。人工呼吸器と人がいれば生きることができると言う本。「質のわるい生」に代わるべきは「質のよい生」であって「美しい死」ではない、という当たり前のことに気づく本。

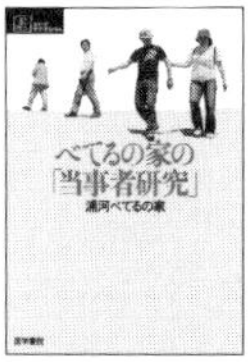

べてるの家の「当事者研究」●浦河べてるの家●2000円●研究？ ワクワクするなあ———べてるの家で「研究」がはじまった。心の中を見つめたり、反省したり……なんてやつじゃない。どうにもならない自分を、他人事のように考えてみる。仲間と一緒に笑いながら眺めてみる。やればやるほど元気になってくる、不思議な研究。合い言葉は「自分自身で、共に」。そして「無反省でいこう！」

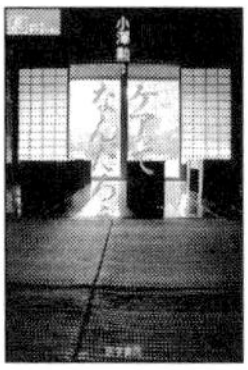

ケアってなんだろう●小澤勲編著●2000円●「技術としてのやさしさ」を探る七人との対話———「ケアの境界」にいる専門家、作家、若手研究者らが、精神科医・小澤勲氏に「ケアってなんだ？」と迫り聴く。「ほんのいっときでも憩える椅子を差し出す」のがケアだと言い切れる人の《強さとやさしさ》はどこから来るのか———。感情労働が知的労働に変換されるスリリングな一瞬！

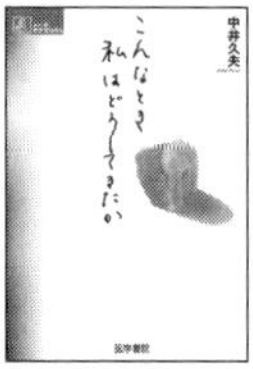

こんなとき私はどうしてきたか●中井久夫●2000円●「希望を失わない」とはどういうことか———はじめて患者さんと出会ったとき、暴力をふるわれそうになったとき、退院が近づいてきたとき、私はどんな言葉をかけ、どう振る舞ってきたか。当代きっての臨床家であり達意の文章家として知られる著者渾身の一冊。ここまで具体的で美しいアドバイスが、かつてあっただろうか。

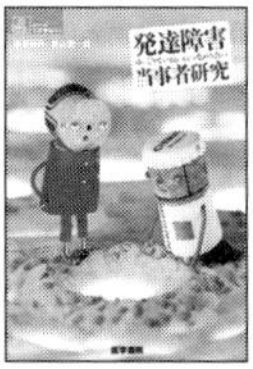

発達障害当事者研究：ゆっくりていねいにつながりたい●綾屋紗月＋熊谷晋一郎●2000円●あふれる刺激、ほどける私———なぜ空腹がわからないのか、なぜ看板が話しかけてくるのか。外部からは「感覚過敏」「こだわりが強い」としか見えない発達障害の世界を、アスペルガー症候群当事者が、脳性まひの共著者と探る。「過剰」の苦しみは身体に来ることを発見した画期的研究！

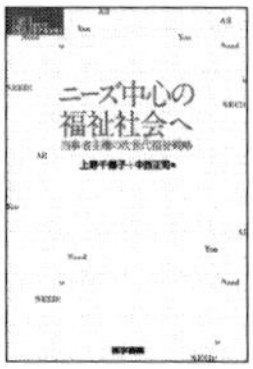

ニーズ中心の福祉社会へ：当事者主権の次世代福祉戦略●上野千鶴子＋中西正司編●2200円●社会改革のためのデザイン！ ビジョン!! アクション!!!———「こうあってほしい」という構想力をもったとき、人はニーズを知り、当事者になる。「当事者ニーズ」をキーワードに、研究者とアクティビストたちが「ニーズ中心の福祉社会」への具体的シナリオを提示する。

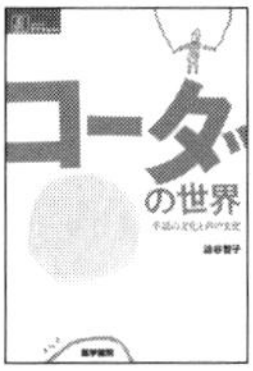

コーダの世界：手話の文化と声の文化●澁谷智子● 2000円●生まれながらのバイリンガル?———コーダとは聞こえない親をもつ聞こえる子どもたち。「ろう文化」と「聴文化」のハイブリッドである彼らの日常は驚きに満ちている。親が振り向いてから泣く赤ちゃん？ じっと見つめすぎて誤解される若い女性？ 手話が「言語」であり「文化」であると心から納得できる刮目のコミュニケーション論。

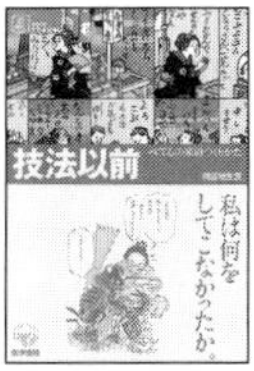

技法以前：べてるの家のつくりかた●向谷地生良● 2000円●私は何をしてこなかったか———「幻覚&妄想大会」をはじめとする掟破りのイベントはどんな思考回路から生まれたのか？ べてるの家のような〝場〟をつくるには、専門家はどう振る舞えばよいのか？「当事者の時代」に専門家にできることを明らかにした、かつてない実践的「非」援助論。べてるの家スタッフ用「虎の巻」、大公開！

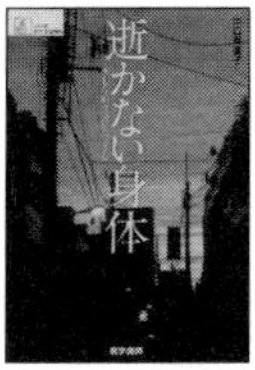

逝かない身体：ALS的日常を生きる●川口有美子● 2000円●即物的に、植物的に—— 言葉と動きを封じられたALS患者の意思は、身体から探るしかない。ロックトイン・シンドロームを経て亡くなった著者の母を支えたのは、「同情より人工呼吸器」「傾聴より身体の微調整」という究極の身体ケアだった。重力に抗して生き続けた母の「植物的な生」を身体ごと肯定した圧倒的記録。

第41回大宅壮一ノンフィクション賞受賞作

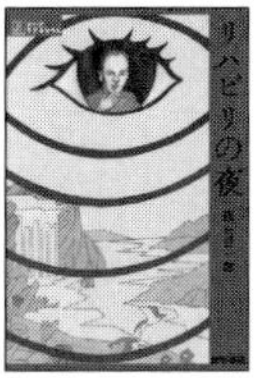

リハビリの夜●熊谷晋一郎● 2000円●痛いのは困る——現役の小児科医にして脳性まひ当事者である著者は、《他者》や《モノ》との身体接触をたよりに、「官能的」にみずからの運動をつくりあげてきた。少年期のリハビリキャンプにおける過酷で耽美な体験、初めて電動車いすに乗ったときの時間と空間が立ち上がるめくるめく感覚などを、全身全霊で語り尽くした驚愕の書。

第9回新潮ドキュメント賞受賞作

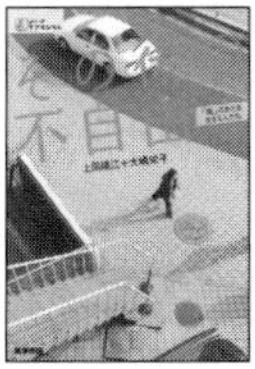

その後の不自由●上岡陽江＋大嶋栄子● 2000円●〝ちょっと寂しい〟がちょうどいい——トラウマティックな事件があった後も、専門家がやって来て去っていった後も、当事者たちの生は続く。しかし彼らはなぜ「日常」そのものにつまずいてしまうのか。なぜ援助者を振り回してしまうのか。そんな「不思議な人たち」の生態を、薬物依存の当事者が身を削って書き記した当事者研究の最前線！

第 2 回日本医学ジャーナリスト協会賞受賞作

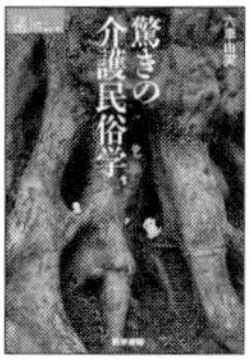

驚きの介護民俗学●六車由実●2000 円●語りの森へ——気鋭の民俗学者は、あるとき大学をやめ、老人ホームで働きはじめる。そこで流しのバイオリン弾き、蚕の鑑別嬢、郵便局の電話交換手ら、「忘れられた日本人」たちの語りに身を委ねていると、やがて新しい世界が開けてきた……。「事実を聞く」という行為がなぜ人を力づけるのか。聞き書きの圧倒的な可能性を活写し、高齢者ケアを革新する。

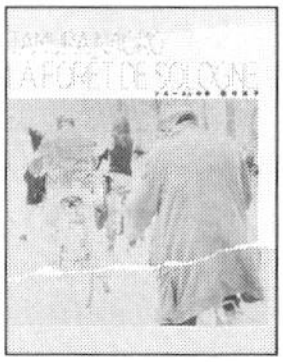

ソローニュの森●田村尚子●2600 円●ケアの感触、曖昧な日常——思想家ガタリが終生関ったことで知られるラ・ボルド精神病院。一人の日本人女性の震える眼が掬い取ったのは、「フランスのべてるの家」ともいうべき、患者とスタッフの間を流れる緩やかな時間だった。ルポやドキュメンタリーとは一線を画した、ページをめくるたびに深呼吸ができる写真とエッセイ。B5 変型版。

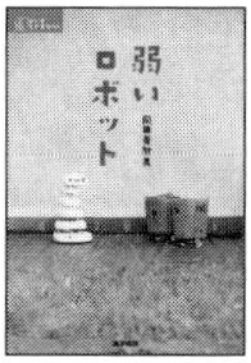

弱いロボット●岡田美智男●2000 円●とりあえずの一歩を支えるために——挨拶をしたり、おしゃべりをしたり、散歩をしたり。そんな「なにげない行為」ができるロボットは作れるか?　この難題に著者は、ちょっと無責任で他力本願なロボットを提案する。日常生活動作を規定している「賭けと受け」の関係を明るみに出し、ケアをすることの意味を深いところで肯定してくれる異色作!

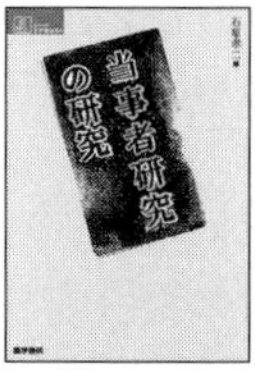

当事者研究の研究●石原孝二編●2000 円●で、当事者研究って何だ?——専門職・研究者の間でも一般名称として使われるようになってきた当事者研究。それは、客観性を装った「科学研究」とも違うし、切々たる「自分語り」とも違うし、勇ましい「運動」とも違う。本書は哲学や教育学、あるいは科学論と交差させながら、“自分の問題を他人事のように扱う”当事者研究の圧倒的な感染力の秘密を探る。

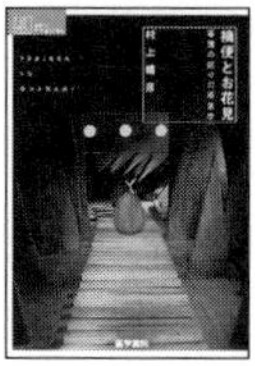

摘便とお花見：看護の語りの現象学●村上靖彦●2000 円●とるにたらない日常を、看護師はなぜ目に焼き付けようとするのか——看護という「人間の可能性の限界」を拡張する営みに吸い寄せられた気鋭の現象学者は、共感あふれるインタビューと冷徹な分析によって、その不思議な時間構造をあぶり出した。巻末には圧倒的なインタビュー論を付す。看護行為の言語化に資する驚愕の一冊。

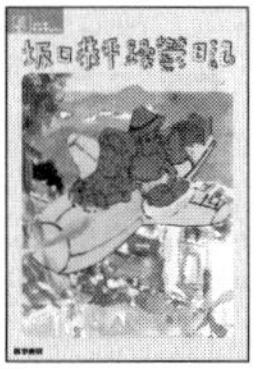

坂口恭平躁鬱日記●坂口恭平●1800円●僕は治ることを諦めて、「坂口恭平」を操縦することにした。家族とともに。——マスコミを席巻するきらびやかな才能の奔出は、「躁」のなせる業でもある。「鬱」期には強固な自殺願望に苛まれ外出もおぼつかない。この病に悩まされてきた著者は、あるとき「治療から操縦へ」という方針に転換した。その成果やいかに！　涙と笑いと感動の当事者研究。

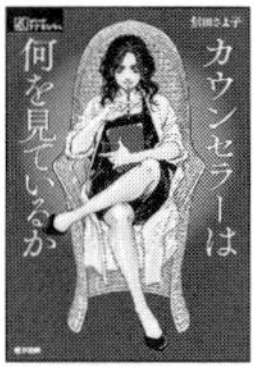

カウンセラーは何を見ているか●信田さよ子●2000円●傾聴？ ふっ。——「聞く力」はもちろん大切。しかしプロなら、あたかも素人のように好奇心を全開にして、相手を見る。そうでなければ〈強制〉と〈自己選択〉を両立させることはできない。若き日の精神科病院体験を経て、開業カウンセラーの第一人者になった著者が、「見て、聞いて、引き受けて、踏み込む」ノウハウを一挙公開！

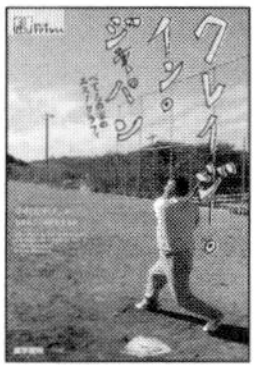

クレイジー・イン・ジャパン：べてるの家のエスノグラフィ●中村かれん●2200円●日本の端の、世界の真ん中。——インドネシアで生まれ、オーストラリアで育ち、イェール大学で教える医療人類学者が、べてるの家に辿り着いた。7か月以上にも及ぶ住み込み。10年近くにわたって断続的に行われたフィールドワーク。べてるの「感動」と「変貌」を、かつてない文脈で発見した傑作エスノグラフィ。付録DVD「Bethel」は必見の名作！

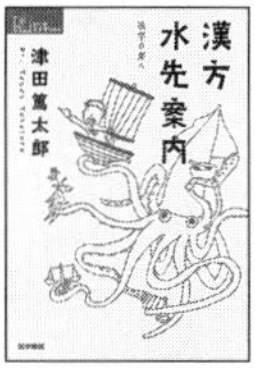

漢方水先案内：医学の東へ●津田篤太郎●2000円●漢方ならなんとかなるんじゃないか?—— 原因がはっきりせず成果もあがらない「ベタなぎ漂流」に追い込まれたらどうするか。病気に対抗する生体のパターンは決まっているならば、「生体をアシスト」という方法があるじゃないか！　万策尽きた最先端の臨床医がたどり着いたのは、キュアとケアの合流地点だった。それが漢方。

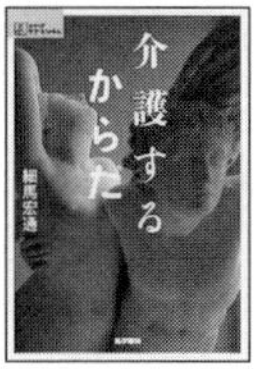

介護するからだ●細馬宏通●2000円●あの人はなぜ「できる」のか?—— 目利きで知られる人間行動学者が、ベテランワーカーの神対応をビデオで分析してみると……、そこには言語以前に〝かしこい身体〟があった！　ケアの現場が、ありえないほど複雑な相互作用の場であることが分かる「驚き」と「発見」の書。マニュアルがなぜ現場で役に立たないのか、そしてどうすればうまく行くのかがよーく分かります。

第 16 回小林秀雄賞受賞作
紀伊國屋じんぶん大賞2018 受賞作

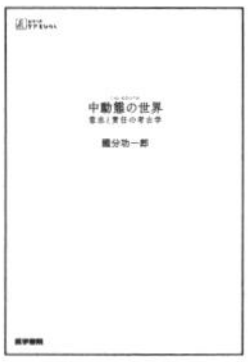

中動態の世界：意志と責任の考古学●國分功一郎●2000円●「する」と「される」の外側へ——強制はないが自発的でもなく、自発的ではないが同意している。こうした事態はなぜ言葉にしにくいのか？ なぜそれが「曖昧」にしか感じられないのか？ 語る言葉がないからか？ それ以前に、私たちの思考を条件付けている「文法」の問題なのか？ ケア論にかつてないパースペクティヴを切り開く画期的論考！

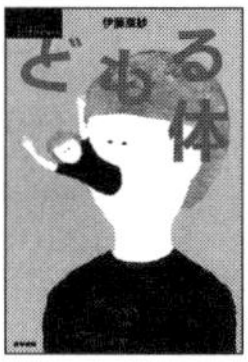

どもる体●伊藤亜紗●2000円●しゃべれるほうが、変。——話そうとすると最初の言葉を繰り返してしまう（＝連発という名のバグ）。それを避けようとすると言葉自体が出なくなる（＝難発という名のフリーズ）。吃音とは、言葉が肉体に拒否されている状態だ。しかし、なぜ歌っているときにはどもらないのか？ 徹底した観察とインタビューで吃音という「謎」に迫った、誰も見たことのない身体論！

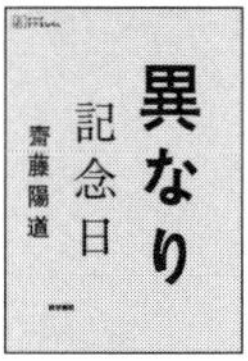

異なり記念日●齋藤陽道●2000円●手と目で「看る」とはどういうことか——「聞こえる家族」に生まれたろう者の僕と、「ろう家族」に生まれたろう者の妻。ふたりの間に、聞こえる子どもがやってきた。身体と文化を異にする3人は、言葉の前にまなざしを交わし、慰めの前に手触りを送る。見る、聞く、話す、触れることの〈歓び〉とともに。ケアが発生する現場からの感動的な実況報告。

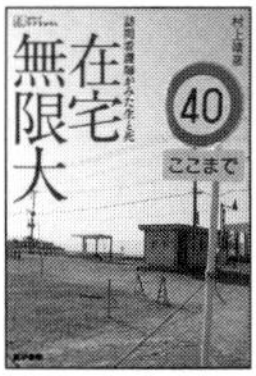

在宅無限大：訪問看護師がみた生と死●村上靖彦●2000円●「普通に死ぬ」を再発明する——病院によって大きく変えられた「死」は、いま再びその姿を変えている。先端医療が組み込まれた「家」という未曾有の環境のなかで、訪問看護師たちが地道に「再発明」したものなのだ。著者は並外れた知的肺活量で、訪問看護師の語りを生け捕りにし、看護が本来持っているポテンシャルを言語化する。

第 19 回大佛次郎論壇賞受賞作
紀伊國屋じんぶん大賞2020 受賞作

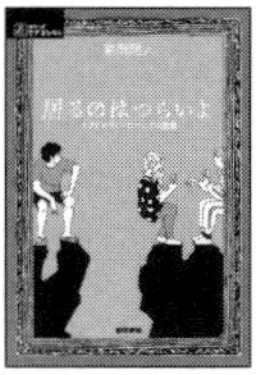

居るのはつらいよ：ケアとセラピーについての覚書●東畑開人●2000円●「ただ居るだけ」vs.「それでいいのか」——京大出の心理学ハカセは悪戦苦闘の職探しの末、沖縄の精神科デイケア施設に職を得た。しかし勇躍飛び込んだそこは、あらゆる価値が反転する「ふしぎの国」だった。ケアとセラピーの価値について究極まで考え抜かれた、涙あり笑いあり出血（！）ありの大感動スペクタル学術書！

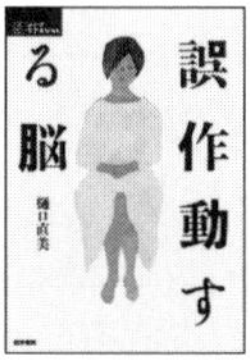

誤作動する脳●樋口直美● 2000円●「時間という一本のロープにたくさんの写真がぶら下がっている。それをたぐり寄せて思い出をつかもうとしても、私にはそのロープがない」――ケアの拠り所となるのは、体験した世界を正確に表現したこうした言葉ではないだろうか。「レビー小体型認知症」と診断された女性が、幻視、幻臭、幻聴など五感の変調を抱えながら達成した圧倒的な当事者研究!

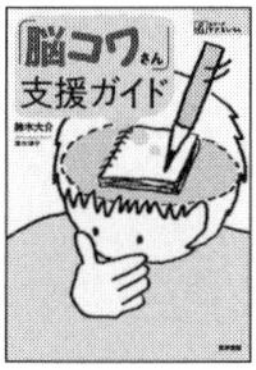

「脳コワさん」支援ガイド●鈴木大介●2000円●脳がコワれたら、「困りごと」はみな同じ。――会話がうまくできない、雑踏が歩けない、突然キレる、すぐに疲れる……。病名や受傷経緯は違っていても結局みんな「脳の情報処理」で苦しんでいる。だから脳を「楽」にすることが日常を取り戻す第一歩だ。疾患を超えた「困りごと」に着目する当事者学が花開く、読んで納得の超実践的ガイド!

第9回日本医学ジャーナリスト協会賞受賞作

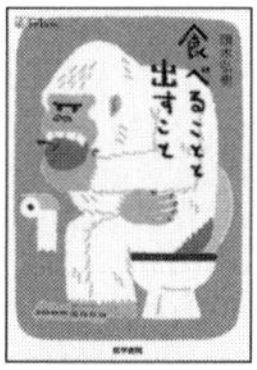

食べることと出すこと●頭木弘樹● 2000円●食べて出せればOKだ!(けど、それが難しい……。)――潰瘍性大腸炎という難病に襲われた著者は、食事と排泄という「当たり前」が当たり前でなくなった。IVHでも癒やせない顎や舌の飢餓感とは? 便の海に茫然と立っているときに、看護師から雑巾を手渡されたときの気分は? 切実さの狭間に漂う不思議なユーモアが、何が「ケア」なのかを教えてくれる。

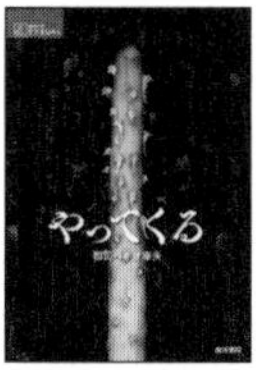

やってくる●郡司ペギオ幸夫● 2000円●「日常」というアメイジング!――私たちの「現実」は、外部からやってくるものによってギリギリ実現されている。だから日々の生活は、何かを為すためのスタート地点ではない。それこそが奇跡的な達成であり、体を張って実現すべきものなんだ! ケアという「小さき行為」の奥底に眠る過激な思想を、素手で取り出してみせる圧倒的な知性。

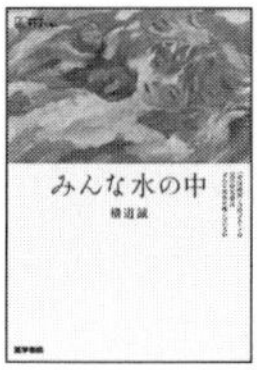

みんな水の中●横道 誠● 2000円●脳の多様性とはこのことか!――ASD(自閉スペクトラム症)とADHD(注意欠如・多動症)と診断された大学教員は、彼を取り囲む世界の不思議を語りはじめた。何もかもがゆらめき、ぼんやりとしか聞こえない水の中で、〈地獄行きのタイムマシン〉に乗せられる。そんな彼を救ってくれたのは文学と芸術、そして仲間だった。赤裸々、かつちょっと乗り切れないユーモアの日々。